Start a journey of life !

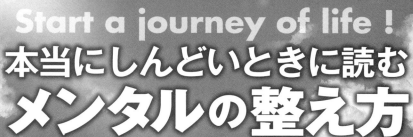

本当にしんどいときに読む
メンタルの整え方

心理カウンセラーが
がんになりました

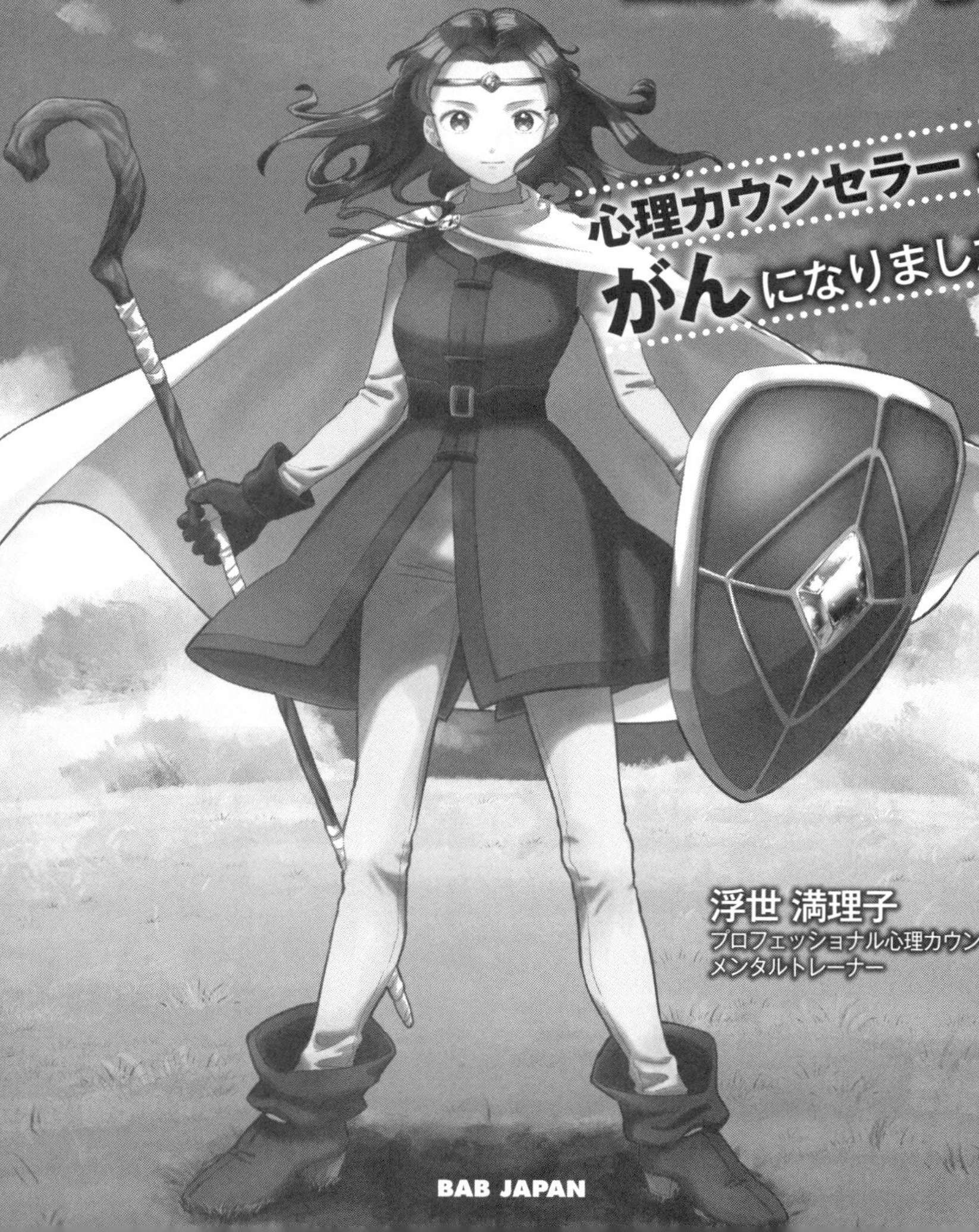

浮世 満理子
プロフェッショナル心理カウンセラ
メンタルトレーナー

BAB JAPAN

はじめに

学校を卒業し、メーカー企業のOLとして働いていた20代のある日、突然電車の中で息ができなくなりました。今でいう「パニック障害」でした。

症状が出たのは突然でしたが、心の中ではずっと前から、「不安の芽」が育っていたのです。このことがきっかけとなり、カウンセリング先進国のアメリカで、心理カウンセラーとしての学びを得、帰国して会社を立ち上げました。メンタルケアを医療ではなく、カウンセリングでサポートしていく会社です。

当時は、日本でも珍しい心理カウンセラーチームとして活動し、30年が経ちました。今では、学生や社会人はもちろん、経営者や芸能人、トップアスリートのメンタルトレーナーとしても、活動し、忙しい毎日を過ごしています。

特に、心の状態の、ほんの少しの差が結果に大きく結びつくアスリートにとって、私たちのメソッドは多く求められます。現場主義をモットーに、２００４年からアテネ、北京、ロンド

はじめに

ン、リオのオリンピック、さらに、サッカーワールドカップをはじめ、多くの競技の世界大会などでも、選手に帯同して現地まで赴き、サポートを行ってきました。
さらに、心理カウンセラー、メンタルトレーナーとしてだけでなく、業界団体の代表理事として、会社のトップとして、多くの心理カウンセラーたちとともに、日本の社会と取っ組み合いをしてきました。現在、「心理カウンセリング」に対する理解も、少しずつ上がってきています。SNSを使ったカウンセリングでは、厚生労働省や教育委員会、全国の自治体からの受託事業も請け負っています。


そんなふうに忙しくしていたある日、突然乳がんを告知されました。

診断や告知、手術、抗がん剤治療、ホルモン剤投与などの治療の厳しさを経験することになったのです。同時に、仕事を続けていくことへの不安、痛みやしんどさ、そしてホルモンバランスからくるうつ状態……など、今までにない、さまざまな体験をすることになりました。

その渦中、次第に「『病は気から』と、決して言いきることはできない。しかしメンタル次第で、病の地獄のようなしんどさも、少しは和らぐかもしれない」という思いが、私の内に湧き出てきたのです。

がんについての書籍は、医師によるものやがんサバイバーの方々によるものなど、さまざまな立場、切り口で書かれているものが多いようです。本書は長年、多くの人のメンタル管理に携わってきた心理カウンセラーである、私の体験を記したものです。がんという壮絶な病を体験することになったとき、ちょっとしたメンタルサポートのプログラムを活用することで、心が少しらくになったり、ホッとしたりする考え方やノウハウを、実際のがん治療の経過とともに紹介しています。

病気と闘っている人たち、その家族や友人に読んでいただきたいと思っています。

単なる心理のノウハウ本ではなく、きれいごとの理想論でもありません。自分のしんどいところも、すっぴんの手術姿もすべて公開し、SNSで綴《つづ》っていた、そのときにしか表現できないリアルな心境を、時系列でご紹介しています。そのうえで、折れそうな心を持ち直す、踏みとどまる考え方や、やり過ごし方をお伝えしました。

がんや病についてのお話というと、患者である当事者の方にとっては、重く、しんどく感じるかもしれない……そう考え、段階（ステージ）ごとにまとめたがんとの闘いをRPG（ロー

はじめに

ルプレイングゲーム）に見立て、章の扉をゲーム風のイラストで表現しました。

今、まさにがんと闘っている方には、このイラストの勇者にご自身を投影し、勇気を得ていただきたいと思います。


生きることは時にはしんどい。

だけど気の持ちようで、無理せず、あるがままに病も自分も受け入れていけば、どこかでふっと、生きるっていいなぁと思うときが来る。

肩の力をふっと抜いて、静かで穏やかな時間を過ごす。

そんな気持ちを少しでも共有できればと思い、まとめてみました。

今、しんどい思いをしている人に、少しでもお役に立てればうれしいです。

本当にしんどいときに読む**メンタルの整え方**

心理カウンセラーが**がん**になりました！

◆もくじ◆

はじめに …… 2

第1章　がんの発見

1 それは突然のようで……突然でなく
病院は安全を確認しに行くためのものと考える …… 18

2 病院は「いかに気軽に利用するか？」
検査は違和感があったらすぐに受ける …… 20

3 治療方法を考える
告知＝終わりじゃない。治療方針をしっかり考える …… 24

4 母が教えてくれたこと
未来のために「今」何をするか？ …… 26

5 カミングアウト（公開）してちゃんと治療できる環境をつくろう
カミングアウトは自分でしっかりと考えよう …… 28

6 カミングアウトしたときに見えてくるもの
ちゃんと弱音を吐ける環境を整える …… 32

7 がんになったことの納得感
がんになったことで自分の人生を後悔しない …… 34

8 情報どうする?
ネット情報はますます自分を不安にする …… 36

9 安心できる情報は、がんの経験者のお話です
優しい気持ちにさせてくれるがんサバイバーを見つけよう …… 39

10 検査の待ち時間は自分の好きなものと接する
自分を癒やしてくれるものを本気で探そう …… 40

11 しんどくなってきたぁ!!
ここから始まる長い闘いはメンタルがすべて …… 42

第1章まとめ …… 44

第2章　セカンドオピニオン、そして手術へ

12　「セカンドオピニオン」という選択……46
治療方針は納得するまで話し合う

13　セカンドオピニオンの探し方……51
しんどいのは自分。だから自分が納得することを選ぶ

14　手術前の過ごし方……54
楽しいこと、好きなことに意識を向けて自分に優しく

15　病気になったことですでに失っているものがある……58
今は多くを失う決断をしながら命を守る

16　そうなんですよね。それでも病はしんどい……61
しんどいときは全力で自分を甘やかす

17　いよいよ手術……66
手術は寝ている間に終わる。術前はいつもどおりに、術後はゆっくり過ごす

第2章まとめ……69

第3章　リハビリ開始

18 リハビリスタート……焦らずに
がん患者でありつつも、「生活者」でいよう……72
19 心の奥が動く
身体が動かないときでも心豊かなこともある……76
20 メンテナンス
少しずつゆっくり、無理せず楽しく……81
21 まわりの人へのお願い
病人も1人の人間。様子を見て、聞いて、待ってあげる……89

22 家族や友人などまわりにがんの患者がいる方へ どうしてほしい？と聞いてみよう …… 92
第３章まとめ …… 104

第４章　クリスマスに再手術

23 再手術を前に ただ逃げないでいることだけでよい。それだけ …… 106
24 再手術無事終了 がんになっただけ。自分の価値は変わらない …… 109
25 抗がん剤治療の選択 自分の生活環境に合わせて納得のいくものを選ぶ …… 117
第４章まとめ …… 121

第5章　最大の難関！抗がん剤治療

26 抗がん剤治療開始　怖いのは当たり前。怖くてもいい …… 124
27 抗がん剤治療薬に名前をつける　つらい薬に好きなキャラの名前をつける …… 133
28 さすがに抗がん剤が溜まって疲れてきた　頑張らなくていい。今をしのぐだけ。しのぐって大切 …… 137
29 ついにダウンか!?　明るくさわやかにSOSを出してみる …… 139
30 いよいよダウン　悲嘆も楽観もしない。自分を慈しむ …… 141

31 抗がん剤治療、やるところまでやってみる
逃げて休んでまた前進 …… 149
32 私、すごく幸せかも？
きついときほど、全力で幸せに敏感になろう …… 153
33 抗がん剤治療、ええっ？　終わり？
小さな行動の変化をたくさん褒める …… 156
第5章まとめ …… 161

第6章　病は未完成な私を完成させるのか？

34 体調戻らず
心がヘコんだときは好きなことを思い描く …… 164

35 1週間の食事をノートに書く。崩れない気持ちを大事に
自分に合ったものを食べ、植物を育てよう …… 168
36 病は、未完成な身体と心を完成させる
まだまだ完成されなくても、ええんちゃう？ …… 172
37 病気になって初めての旅を終えて
体力が戻ったら、旅をしよう …… 175
第6章まとめ …… 178

第7章 そして回復への旅は続く

38 未来に向けての再建手術
病気のサポートに心理カウンセラーを持とう …… 180

39 今日も患者のち仲間としての心のケア。私も仲間たちにも
自分で自分を幸せにする方法 …… 183

40 ニューヨークにてカウンセリング研修
心を整理するとパワーも湧く …… 187

41 がん患者に必要な心のケア
過去の看護、介護はすべて正解なのです …… 192

42 がん治療、回復日記
答えのないしんどさと治療。あきらめずにいこう …… 195

43 再びダウン!! なんで!?
ホルモン療法もきつい。だからやっぱりメンタル …… 197

44 がんになっても自分の価値は変わらない
患者として大切なメンタリティを紹介します …… 199

45 そしてまた年末がやってきた
つらい症状も身体をいたわるメッセージ …… 202

46 病は人を優しく自由にしてくれる
まだ不調は続く。けれど、その病が人を柔軟にする …… 204

47 「借り物」の身体を大切にして生きる
病によって命と向き合ったから気づいたこと …… 209

48 周囲のものたちから元気をもらう
自然の力を自分の命の力にチャージ! …… 213

49 人生の後半戦に思いをはせる
今ここに生きている喜びを、心と身体で味わおう …… 217

50 病と老化の間の生き方を考える
できないことは考えない …… 220

51 終わらない痛みとうつと苦しさの中で
推しや趣味は心の免疫力を上げてくれる …… 224

52 集中力も落ちるので、経験値と知恵でカバーしていく
本当にやるべきことのみをする …… 227

53 一番大切なのは睡眠
全力で「生きる」を整えていけば、心豊かに生きられる …… 229

54 そして全力で遊ぶ
子どもの頃から今までやれなかったことを全部する …… 231

55 「ただの私」として豊かに毎日を過ごしていこう
自分の生き方を見つける …… 236

第7章まとめ …… 239

おわりに …… 240

第1章
がんの発見

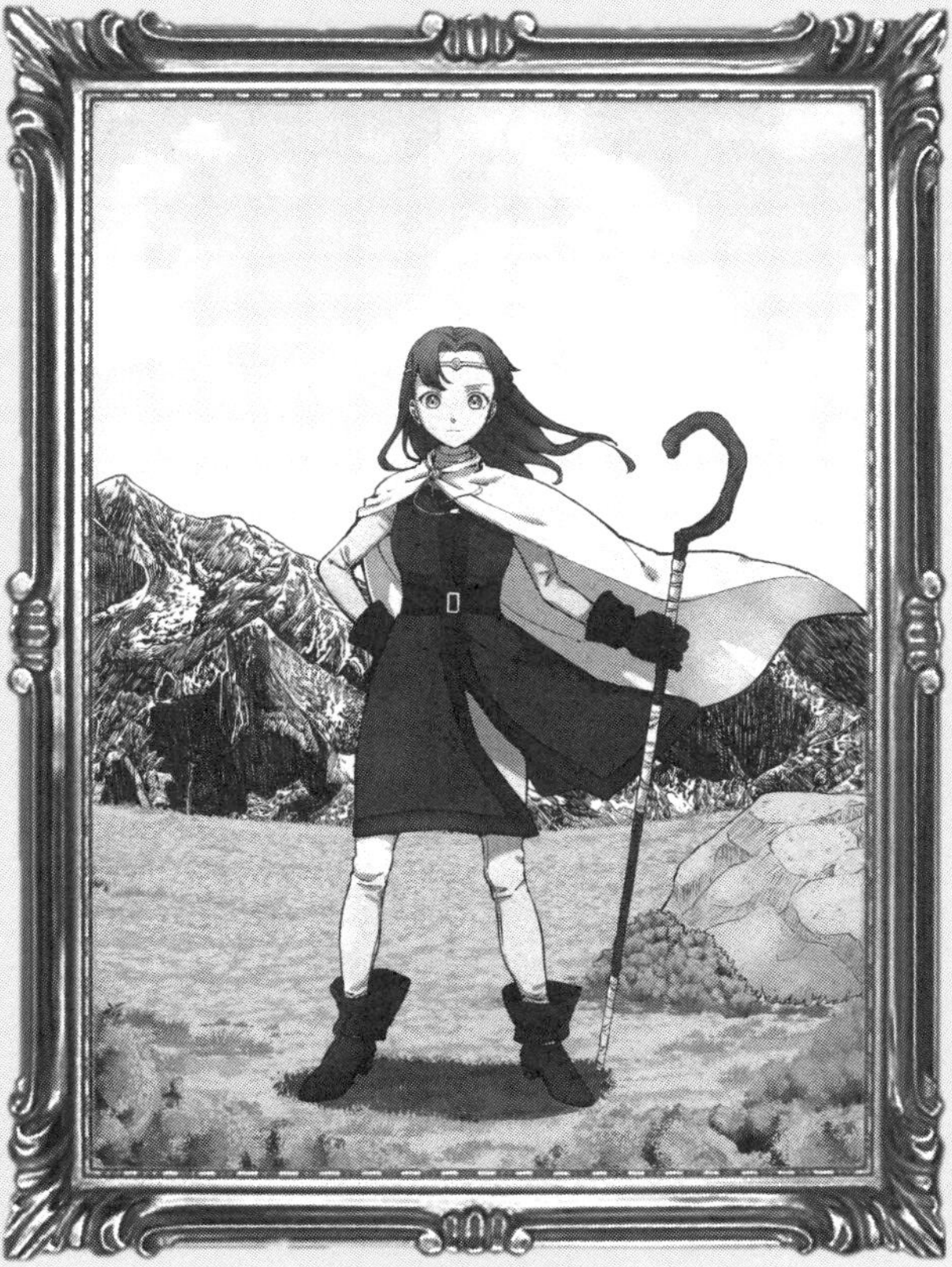

1 それは突然のようで……突然でなく

そういえばここ半年から1年ぐらいずっと体調がよくないなと思っていました。リオ五輪の仕事があり、海外に行ったときもなんとなく身体がだるく、今までのように気軽に移動すると疲れてしまうなどということがありました。

本を書いたり、クリエイティブな仕事をたくさんしたりしていたせいで、精神的にもピリピリして寝不足にもなったことも一つの要因なのかもしれません。そんな無理をした生活が何か月か続いている間に、いつのまにか寝不足や疲れをビタミン剤で無理やり元気にして、何となく日々を取り繕っている感じで、常に神経を研ぎ澄ましているような状態が続いていました。

そんな時期が半年も続いたあるとき、何となく右の胸にしこりを感じました。

「しこりがある。もしかして……」。誰もが知っている程度の、乳がんの知識はあります。なんとなく胸に、ある違和感を感じました。

そして、ここからの思考と行動が人生を大きく変えることになります。このとき私は、三つの落とし穴にハマりかけます。

まず私の身内には乳がんの人はほとんどいません。がんの家系ではあるけれど、母は胃がんだったし、どうも乳がんというのはピンと来ませんでした。だから**きっと違うだろうという思考**にハマります。これが第1の落とし穴です。

そして二つめ。乳がんのしこりというのは、日によって何となく感覚が違います。昨日は少し気になっていた違和感も今日は何となくもうなくなっちゃったかなというような感覚もありました。この**「症状が確定しない」**というもの。これが第2の落とし穴。

そして第3の落とし穴は、やはり**「きっと大丈夫、違うに決まってる」と思いたい、がんでないと信じたいという気持ち**。正常バイアスと呼ばれるものです。これが私たちを病院に行かせることを躊躇《ちゅうちょ》させる一番大きな原因。進行する病である恐ろしいがんが、私たちの未来を奪ってしまう**「思考の落とし穴」**になるのではないかと後から振り返ってゾッとしました。

そんな三つの落とし穴がありながらも、私を救ってくれたもの。それは「子どもの頃から身体が弱かった」という事実でした。

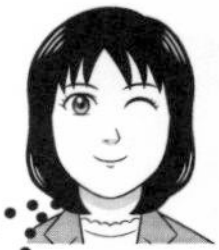

ポイント1

誰でも陥りやすい「たぶん大丈夫」と思いたい気持ちは危ない。病院は病気になってからいくのではなく、安全なんだと確認しに行けばいい。

2 病院は「いかに気軽に利用するか？」

子どもの頃から身体が弱かった私は、これまでたくさんの病気をしてきました。

40代になってからは白内障の手術、喉のポリープ、胆石が溜まったことによる胆のうの摘出手術。決定的にすぐに死ぬわけではないけれど、入院や手術を数多くしてきました。さまざまな身体の不具合は、私の中で対処しなければいけない、当たり前のものとして受け止めてきたのです。

健康診断は毎年受けていましたが、ここ2年ぐらいマンモグラフィを受けていないということを思い出しました。そこで前に手術を受けた大きな病院の乳腺科に連絡を入れてみました。

総合病院はどうしても、お休みをとって何度も平日の昼間に行かなければいけないという現実があります。仕事が忙しい人たちにとってはそんな時間がないから、スケジュールが合わないからという理由で、つい検査を先延ばししてしまうということがあるのではないかと思います。

私はすぐに検査をお願いしました。

ここでの大切なことは、**症状が軽いふりをせずに「しこりがあって違和感があるので大至急検査をして欲しい」ということを、ダメ元で、電話でお願いしてみる**ことです。通常は、まずは問診、そして次に検査と数日は休みをとって病院にいくことになります。それが数週間、数か月の遅れになると、致命傷になります。スタッフの方には素晴らしい対応をしていただき、すぐにその日に検査ができるようにしてくれました。

その対応のお陰で「なんとなく違和感があるかも?」と感じてから2週間以内ぐらいには、私は大きな病院の乳腺科で検査を受けていました。

そのおかげで、私は命びろいをしたと思っています。マンモグラフィの検査を受けたあと、細胞を取って詳しく検査をする状況になり、いよいよがん確定かなと感じても、心のどこかでは「大丈夫。きっとがんではない」と思いたかった。人間は自分に降りかかる不幸はなるべく見たくない。だからこそ**「念のためにすぐに検査に行く」**ことは、とても大切なのです。

私自身もそうでしたし、私の家族はなおさらでした。「たぶん大丈夫だよ」と、根拠もなく言うのです。もちろん私自身もそう思い込みたいのですが、どこかで「病気かも」とも思います。こんなときは考えても仕方ない。

そして検査の翌週に検査結果を聞きに行きました。

検査結果を聞こうとすると担当の医師は「いつぐらいから具合が悪かったですか?」とか、「今身体の具合はどうですか?」などといろいろ遠まわしな質問をしてくるので、私は少し短気になってしまって「先生、結果はどうだったんですか?」と、強い口調で聞いてしまいました。

おそらく先生は、私がショックを受けないようにゆっくりとしたタイミングで伝えてくださろうとしたのだと思います。しかし私にとっては、どんな伝え方をしても現実が変わるわけではなく、しっかりと対応をしていくためにもちゃんとしたことを聞きたかったという思いがありました。

だけど先生の口から「乳がんだと思います」と言われたときには、さすがに少しにショックだった感じです。そのときに思ったのは、大切なのは**「がんかどうかではなく、状況はどうなのか？　助かる手段はあるのか？」**ということです。

ですからすぐに「わかりました。どんな状況なのか、今後何をすればいいのか、教えていただけますか？」と、聞いたのを覚えています。がんである事実をいち早く受け止め、そのがんの進行具合がどんなもので、自分にできることがあるのか、きっとあるに違いない。という思いが私の心を占めていました。

さあ、ここからがまさに本当の意味で、「人生をかけたチャレンジ」です。「負けないぞ」。病院の帰り道、1人でそう口にしていました。

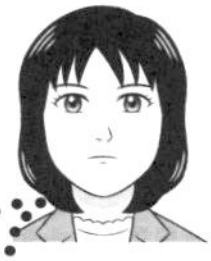

ポイント2

検査は違和感があったらすぐに受ける。何もなければないで安心できるし、進行するがんという病気は基本的には検査を先送りしても何もいいことがないということ。いち早く現実を受け入れて対処を考えよう。

3 治療方法を考える

私のがんはステージ1から2に移ったところだけど、左の胸はほぼ全部にわたってがんに覆われている。結論的にはすべて乳房を摘出するという手術が好ましいということ。私は数年前に、胆のう手術をしているので、手術すること自体はその時点でそんなに違和感がなく、がんに覆われた場所は、切ってちゃんと治せばいいんだというぐらいの思いしかありませんでした。

それよりも、これから**仕事をどうしようとか、会社をどうしよう、どんな状況になるのか、ということがまったくわからなかったことが不安**でした。

そもそもがんってどういう病気？　放っておくとどうなるの？　手術以外に治療法はあるの？　わからないことだらけです。がんという世間一般でいわれているような病気について、いかに自分が知らなかったかということに気づかされる思いでした。

いろいろな病気についてもっと学ぶ機会があればいいと思いました。特にショックで泣いて……ということはなかったけれど、それでも自分の中でいろいろな思いがふき出してきました。

思考では割り切れない感情が次々と出てきます。

最初に感じたのは、**「すごい孤独感」**でした。感覚としては自分が正常な社会からズバッと切り離されて、その崖《がけ》の向こう側に1人で立たされている、そんな感じです。今までは当たり前のように今日の延長線上に明日があって、明日の向こうに半年後や1年後があって、やりたいことや勉強したいこと、これからどんどん展開していきたいことが、自分の中でつながっている人生でした。

ところが自分の中で過去から今までつながっていた人生が、そこが急にプツッと切れてしまったような、そんな感じを受けました。

がんという病気を詳しく知らなかったけれど、わかっていることはたった一つ。このまま放置をしておけば確実に私は死ぬのだということでした。それから私はがんについて考え、がんと向かい合い、そしてどういうふうに取り組んでいくべきかということを考えていく期間に入りました。

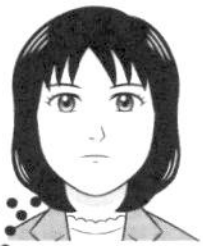

ポイント3

告知のショックは誰にでもあるから、我慢しなくてもいい。だけど告知イコール終わりじゃない。これからの治療方針をしっかり考えていこう。

4 母が教えてくれたこと

私の母は、私が心理カウンセラーになる勉強を始めた頃に胃がんになりました。母が体調が悪かったかどうか、そのとき私は気づくことができませんでした。母は家族や娘にそういったことを言う人ではなかったからです。

ところが、病院から帰ってきたと告げた母は、突然こう言いました。「病院の先生が家族に話を聞きに来てくださいと言っている」と。よくわからないまま、私と父は病院の医師に会いに行きました。

すると医師は私たちに、母は胃がんなので、大至急胃の摘出手術をしなければいけませんということを告げました。何よりも驚いたのは、母はまだとても元気で、普通に日常生活を送っているし、会話もしている。何も不具合があるようには見えなかったことです。

にもかかわらず、即入院、緊急手術。あと少し放置すると、取り返しがつかなるなると言われたのです。このとき私は、**がんというものはこんなに静かに自分たちの日常生活に侵入**

してくるのかと知って、本当にゾッとしました。

一般的にがんというのはとても怖い病気で、死に至る病気です。私たちのイメージとしては、がんの患者というのはすごくやせ細っているとか、本当にもう力がなく、壮絶な痛みとともに毎日苦しんでいるとか、勝手に思い込んでいるところがあります。でもそれは、がんが進行した末期の状態の話です。

母が自分の人生を示して教えてくれたがんへの恐怖は、私の中で健康管理というものに結びついていきました。私は毎年胃カメラを受けていましたし、がんの予兆となる細胞の検査まで行なっていました。

にもかかわらず、私の乳がんはそれらの検査をすり抜けるようにして、私の身体に侵入しました。もっというなら、侵入したというよりも、私自身がちょっと生活のリズムを崩したり、食事や運動などのプログラムをおろそかにしたりして、自分の身体の中でがんを生んでしまったということなのかもしれません。だけどもう過ぎたことを言っても仕方ない。そして、ここから私自身ががんと向き合う生活が始まりました。

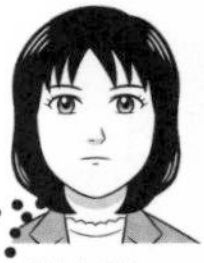

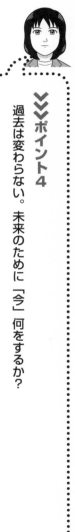

ポイント4
過去は変わらない。未来のために「今」何をするか？

5 カミングアウト（公開）してちゃんと治療できる環境をつくろう

がんであることが残念ながら決まってしまいました。これから、治療のことや生活のことを意識したとき、わからないことばかりが目の前に立ちはだかります。少なくとも簡単な状況ではないですし、これから**しっかりと治療に専念していくための環境作り**が、これからとても大切になります。

いろいろ調べたり、噂に耳を傾けてみたりすると、乳がんという病名を公表する人もいれば、公表しない人もいると聞きます。そういえば歌手のマドンナは乳がんの疑いと言われたときに

「私は手術しない」なんてことも言っていたような？　だけど、アンジェリーナ・ジョリーは、乳がんにはなってないけれど、リスクを心配して手術したらしい。乳がんをカミングアウトするということ。それらはまさに、自分で決めなければいけない最初の選択になってくるのだと思いました。

私の場合、**なるべく隠し事をしないほうが、いろんなことをやりやすい**と思いました。

基本的には全国どこにでも仕事で出かけていくし、実際によっぽどでないと、お休みをしたり、キャンセルをしたりということがない毎日を送っています。そんな中で、がんであることを隠したまま治療に入るということは、相手に理由を伝えずに、もしくは嘘をついて仕事を休んだり、スケジュールを調整してもらわなければならないということになります。

そこで私は、信頼できる2人のスタッフを呼んで、自分の病気のことを話しました。そしてそれを公表しようと思うけど、どう思う？と相談しました。

2人は、私のことをとても心配してくれました。中には心ない人が、がんであることを理由に私を誹謗中傷《ひぼうちゅうしょう》するのではないか、ということの心配や、業界団体の代表理事であり、会社の代表である私が、病気、しかもがんのような重症な病気になってしまった場合、世間からは、今まで私が支えてきた（ように見えている）組織や会社そのものが大きく崩れてしまわないかということなど。だけど彼女たちは私の思いを大切にしてくれました。

「カミングアウトはお任せします。決まったら、私たちは浮世先生が安心して治療をできるよう、やるべきことをやるだけです」と言ってくれました。彼女たちの思い、私のこと、身体や存在を大切に思ってくれる気持ちが心からうれしく染み込んできました。そして、そのうえで私は、こう言いました。「やっぱりがんであることを公表しようと思う。なぜならば、公表したほうが納得してもらってお仕事も休めるし、いろいろな調整がきくと思うんですよね」。

何より、がんの治療を黙ったまま密やかに治療するなんてなかなか難しい。私みたいな騒がしい人間が突然お仕事を休止しても、逆にあれこれ重症なんじゃないか、なんて勘ぐられてしまうかもしれない。それだったら、いっそしっかりとカミングアウトをして、自分の病状を包み隠すことなくオープンにし、その中で一緒に頑張っている姿を皆に伝えたほうがいい。

もちろん仕事や立場によっては、乳がんと言いたくないという人もいます。女性にとって、乳がんというのはまたある意味特別な意味を持つところがあるようです。乳房は女性性の象徴的な存在でもあるようで、温存したいとか、手術を受けたとしても、それを公表したくないという方がいても全く不思議ではありません。

ご主人が公表するのに反対するという話も聞きます。あのマドンナだって、自分が「乳がんかも……」という疑いを受けたときに「私は手術などできないわ」と弱音を吐いたといわれるぐらいです。その気持ちも女性としてよくわかります。けれど私は、乳房の手術のあるなしで自分の女性としての価値が変わるとは思いませんでした。女性らしさや女性としての価値は胸のふくらみだけではなく、自分の精神性から生まれるものだと思うからです。私は、しっかりと闘病生活に向かっていくためにもカミングアウトし、その中で頑張っていくと決めました。

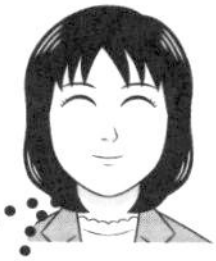

ポイント5

カミングアウトは人から言われてしたり、隠したりするものではなく、自分自身でしっかりと考えましょう。誰にどんな形でどの範囲まで伝えるべきかをしっかりと考えること。日本的にはがんというのは怖い病気ではありますが、悪いことをしているのではないのですから。

「ただ私はがんになっただけなんだ」というふうに、自分の価値を下げるものではないということを、堂々と言って、すべての人たちの支援を求めたほうが、そのあとが楽だなと思います。

6 カミングアウトしたときに見えてくるもの

●2017年10月1日SNSより

皆様、こんばんは！

今日は、ちょっとお仕事をセーブします、のお知らせです。

先日の定期検診にて、浮世は初期の乳がんが発見され、10月末に手術を行うこととなりました。

皆様には、ご心配やご不便をおかけしますが、10月後半より約3週間程度お休みをいただくこととなりました。

公開することに、さまざまな見解もありましたが、隠したりしてかえって誤解を招くのもいやなため、ここで大切な皆様にはお知らせしたいと思いました。

乳がんは、今12人に1人がなるといわれ、進行も遅いのが特徴とのこと。身近な病気なんですね。

今回は、定期検診により発見が早かったため、まだ乳がんは初期の段階で、大事には至らないという診断をいただいています。

私としてはこの闘病生活をしっかりと乗り越え、今後の心理カウンセラーとしての力に変えていきたいと思っております。

ぜひ、みなさまのお力添えをよろしくお願いします。

私がＳＮＳでがんであることを公表したあと、実にたくさんの人からの励ましのメッセージをいただきました。正直こんなに励ましてもらえるとは思っていなかったので、私の中ではある意味とっても感動しました。そして思いました。「よし、私も仕事も活動も大丈夫だぞ」と。

スタッフたちには、次のように言ったことを覚えています。

「今まで私たちの団体は、どうしてもリーダーである私が創業者だからワンマンだと思われがち、でも私は、全くそうは思っていません。スタッフの皆さんは、一人一人とても情熱もあるし、素晴らしい力を発揮できる人たちだと思っています。むしろ私ががんで、半年や1年現場を離れたって、うちの団体はビクともしない、何ともないんだということを、皆にわかってもらう絶好の機会ですよね。だからぜひ皆で、一丸となって頑張ってください。私も闘病中であっても、できる限りやっていきたいと思います」

大きなアクシデントやつらい出来事は、私たちの人生にいやが応でも降り注いできます。だけどそれは、時にはチームを結束させたり、今までは末っ子気分で頼りなかった人たちが、大いに成長してくれる一つのチャンスになることだってあるのです。

いろいろな環境や思いが大きく変わってくるのを感じた瞬間です。

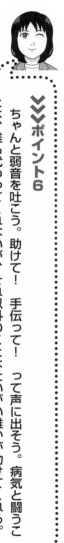

ポイント6

ちゃんと弱音を吐こう。助けて！　手伝って！　って声に出そう。病気と闘うことは、誰も代わってくれないが、それ以外のことはたいがい誰かが助けてくれる。

7 がんになったことの納得感

がんは日本人の2人に1人がなる病気です。つまり50歳でなるか、80歳でなるかの違いはありますが、いつにしても、多くの人がなる病気ががんなのだと思いました。そんなときこそ、今、自分に何ができるのかということを考えるのが大事です。

仕事が忙しかったとか、あるいは寝不足になったからとか、がんになった原因をあれこれ考えて、今までの人生を後悔してもしょうがありません。そこから学ぶことはあっても、**今の自分の人生を絶対に放置しない**ことが大切だと思います。

いろいろ考えて、段取りして治療をしなければいけない。短い時間でたくさんのことを決めなければいけないけれど、そのときの心の持ちようとしては「がんは誰にでもなる病気で、今こそ、しっかりと向かい合っていくこと（逃げても何も解決しない）、自分の過去を後悔したり、おとしめたりしないで、自分で自分の未来を手放さないこと。世界から、社会から、隔離されたような強烈な孤独感の中、今自分ができることを一つずつ、ただ粛々と行っていくことが大切なことだということです。

私は、今までの忙しさや仕事には一切後悔していない。過去に戻ったとしても、まったく同じ人生を送りたいぐらい。がんになったのは残念だけど、それが自分の人生の後悔にはつながらない。意地っ張りな私には、そこは大切な自尊心です。

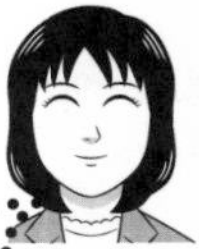

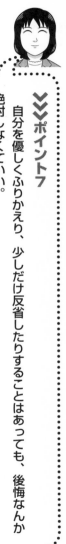

>>>ポイント7
自分を優しくふりかえり、少しだけ反省したりすることはあっても、後悔なんか絶対しなくていい。

8 情報どうする?

●2017年10月3日 SNSより

当たり前ですが、なったことのない大きな病気というのは、不安というより勝手がわからず、戸惑う感じですね。

この疲れや痛みは病気からくるものなのか? 運動不足からくるものなのか? 単なるメンタルの思い込みからくるものなのか?

そのあたり経験者の方のお話はとてもありがたくていろいろと情報は欲しい。だけどあまり情報をネットとかで入れすぎるのもマイナスなのですよね。

たとえば、こういう話を聞きました。ある人が、自分がこれから処方される抗がん剤の薬についてネットで調べてみたらしいのです。すると、副作用がとてもひどいと書いてあったらしいのです。その人は服用する前から、恐怖で涙すらしておられました。

わからないがんのことを、ネットで検索するのは、さまざまなリスクがあります。時にはお医者様によるSNSの相談窓口なんかもあり、自分の病院の診察診断と比べてみたり、いろんな情報をどんどん詰め込んで、自分自身のこれからをどうするのか考えてしまいます。

だけどネット上で見る、個人のブログや YouTube などは、おそらくとても個人的なことでしかないのです。それが製薬会社のサイトであっても、人によって副作用は異なります。ひとくちに乳がんと言っても、人それぞれがんのタイプも違うし、進行するスピードも違います。ネット上で見た人がそうだったから自分の診断はお医者様が間違っているのではないかと、やたらと疑心暗鬼になってしまうこともあるのです。

それともう一つ、個人のブログに関していうと、ネガティブな感情があふれているものも多いです。そんなメッセージを見ると、自分が今しっかりと心を安定させようとどれだけ思っていても、どうしても不安はどんどん膨らんでいってしまうのです。つまり、**ネットの情報で安心しようとすればするほど、自分の中で不安が大きくなるという悪循環。**不安はネットサーフィンでは消えてくれないのです。

先ほどの副作用のネット情報で不安になった人には、まずその今の不安な気持ちをそのまま担当のお医者様に伝えることをすすめました。副作用の項目だけピックアップすると、最悪なことが書かれていて怖くなることは誰でもあるものです。しかし反応は人それぞれ違うでしょうから、実際に飲んでみないとわからないことも多いと思います。だから自分自身が今不安に思っていること、そしてもしつらい副作用等が出た場合、ほかの選択肢があるのかなどを聞いて、**医師とのコミュニケーションに努め、信頼関係で自分自身の不安を解決していく**しかないのです。

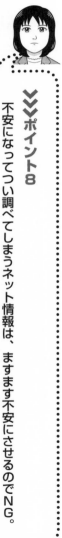

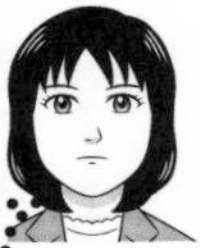

ポイント8

不安になってつい調べてしまうネット情報は、ますます不安にさせるのでNG。

9 安心できる情報は、がんの経験者のお話です

私の場合は、以前大腸がんになった若いスタッフとがんの話をすることができました。それはなんだか不思議な安心感がありました。

実際に健康な人には話しても、たぶんわからないし、そのうえ気を遣わせてしまうと感じていました。治療やさまざまな対応法については、もちろん担当の主治医の医師と相談をするのですが、がんの経験者の人と話して一番よかったのは、**自分の身体に襲いかかってくる不《ふ》定《てい》愁《しゅう》訴《そ》や、日々の過ごし方、心の持ち方などなどを相談できたこと**です。

皆さんも、自分と気の合う（同じ種類のがんでなくてもいいので）、**性格的に会話的に話しやすいがんサバイバーたちと話をしていただけたらいいと思います。**同じタイプのがんだからといって、性格的に合わない人やコミュニケーションの会話のリズムが違う人、価値観の違う人とは話してもつらいだけです。やはり性格が合って何となくこういったつらい経験の病を持っているサバイバーの人と会話をするのがいいですね。だけど彼らは心理カウンセ

ラーではないので、問題を解決できるわけではありません。あくまで個人的な会話です。

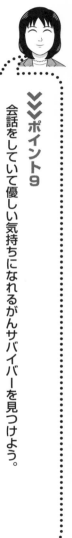

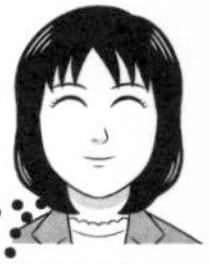

ポイント9
会話をしていて優しい気持ちになれるがんサバイバーを見つけよう。

10 検査の待ち時間は自分の好きなものと接する

もろもろの総合検査が始まりました。子どもの頃から病気がちだった私は、検査や病院は嫌いではありません。どちらからというと、楽にしてくれる優しい場所。でも検査嫌いっていう方ならストレスが溜まるのでしょうね。

こんなときのコツは、**限られた条件の中でいかに楽しみを見つけるか**です。長い検査なので、楽しみの一つは本をたくさん読めること。朝から食べられないので、終わったあとのご飯がおいししいこと！

本はせっかくなので仕事を離れて、懐かしいコミックなんかを読み漁ってみる。松本零士先生、冨樫義博先生の名作の数々。素晴らしい漫画家さんは心理学者よりも洞察が深くて子どもの頃から大好きでした。久しぶりに名作を大人買いして、あれこれ読んでいます。

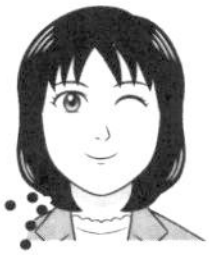

ポイント10

検査の待ち時間には、頭を不安から違う気持ちで満たしてくれるエンタメやコミックがおすすめ。待ち時間が長いので、大作も読めてしまいます。

そういう自分を癒やしてくれるものを本気であれこれ探していこう。植物でもペットでもエンタメでも何でもいい。

11 しんどくなってきたぁ!!

2017年10月12日 のSNSより

今日はドキドキの総合検査結果の発表!

乳がんはほかに転移はなく、まずは一安心。あとは、術式を決めること、術後の抗がん剤?放射線治療どうする? もろもろ決めねばならないことがたくさんあり、しっかり考えて決めていきたいと思います。

選択肢があるぶん、考えることは多いけれど、それだけ可能性もいろいろあるということ。「後悔しないために、しっかり考えてきてください」とドクター。本当にそのとおりです。一つ一つ、いろんな小さな決断、大きな決断。でも、それって人生そのもののような気がする。今までもたくさんのピンチを抜けてきたことを考える。

じっと物事を見つめて、集中して、決めて、やる！　違ったら修正する勇気も持つ。

よし、大丈夫！　いけそうです(^^)

こんなときにも、セルフメンタルトレーニングには本当に救われるんですよね！

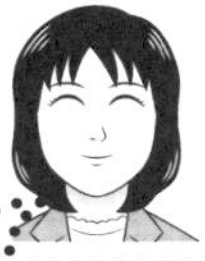

ポイント11

がんの治療は迷いながら、そして確実に何をすればいいかを決めていけばいい。大切なことは、とにかく自分に優しくすること。ここから始まる長い長い闘いはメンタルがすべてです。自分に優しく、そしてまわりの人に精一杯のわがままを言う。そんな環境をつくっていくことが大切なのかもしれません。

第1章

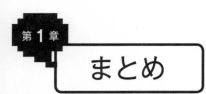

まとめ

レベル

元気レベル

体力

8

メンタル

8

痛みレベル

1

コマンド

いのち
だいじに
きになったら
けんさをしよう

アイテム

けんさ

すけっと

しょくばの
スタッフ

メッセージ

げんじつを
うけいれろ

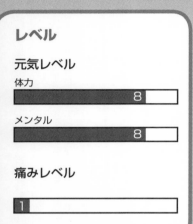

第2章

セカンドオピニオン、そして手術へ

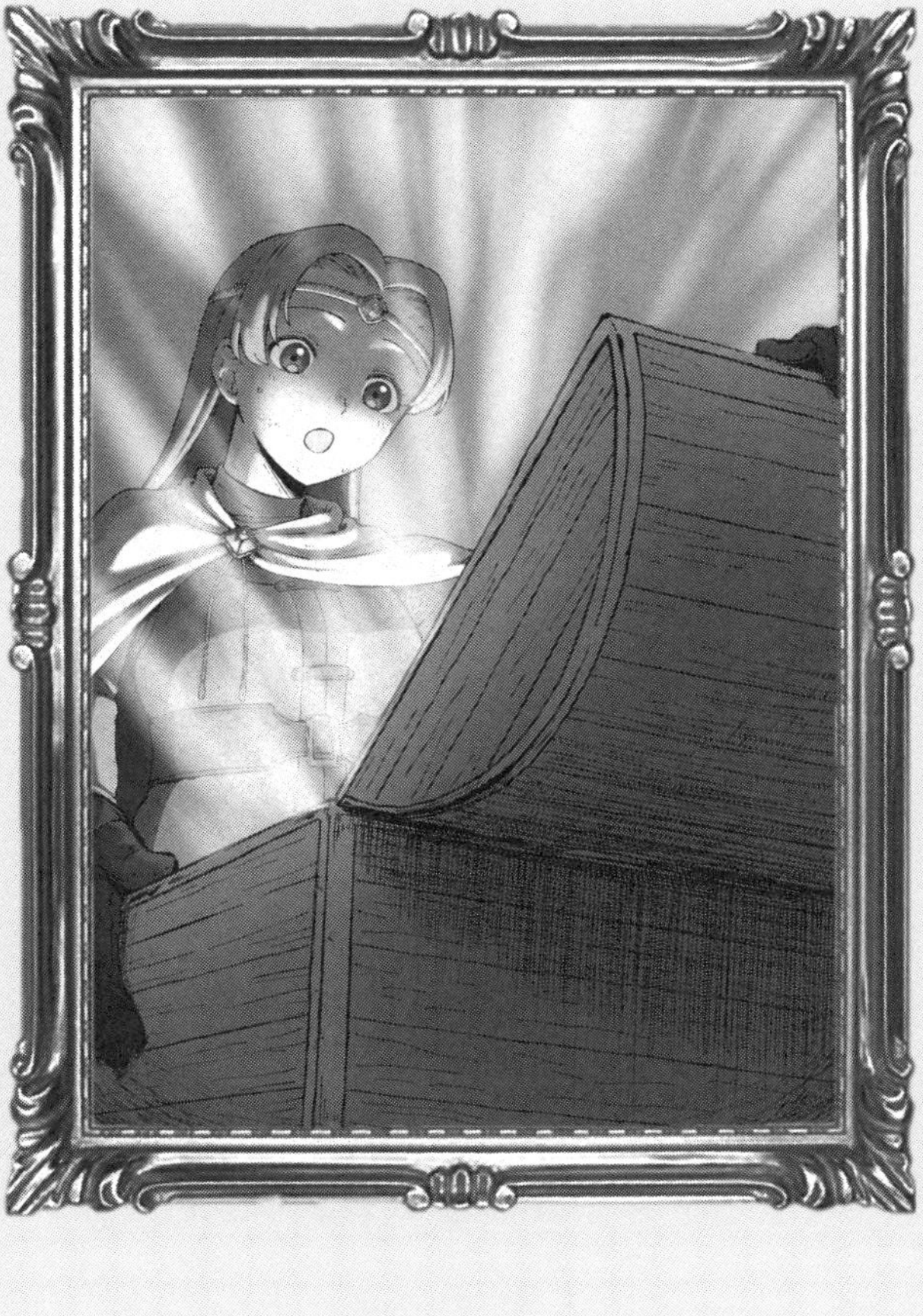

12「セカンドオピニオン」という選択

病院に、がんの手術の術式や、その後の抗がん剤治療のことなどのお話を聞きに行くことになりました。家族も一緒に聞いてほしいという医師からの要望によって、私はその同席者を、夫と弟夫婦に依頼しました。

母は心配性過ぎるので、大丈夫だよ、と笑って遠慮してもらいました。弟は私と違って冷静な思考を持つエンジニア。そしてありがたいことに義妹もついてきてくれました。やはり乳がんなので、女性がいてくれたら少し安心できますよね。

家族を交えて聞いた、症状と今後の治療の方針というのは、実は結構大切なポイントになると思うのです。私たちはとにかく医療については全くの素人です。出てくる感情は、どうしても「不安」、「怖い」、「大丈夫かしら」。

だけど、**客観的に冷静にお医者様の話を聞けるかどうか、そして適切な判断ができるかどうかということはとても重要なポイント**です。そのうえで、いい大人になってもやはり、家族が自分の治療の説明を聞かなければいけないということに、多少の違和感がありました。もちろん、万が一、亡くなったときに遺族からの訴えなどを避けるために、病院の同意書などでも家族のサインもあるようですが、本人の意思が、なぜか置いていかれるような気になりました。だって、自分の身体、自分の命ですから。これからお一人様も増えていく中で、自分の治療方針や自分自身の考えについてはしっかりと自分が決めていきたいと思っています。

乳がんの手術は1週間に1回、そして今からそれを申し込むとなると、3か月後以降になるということでした。そこで私は少しパニックになりました。

「もっと早く手術をしなくても大丈夫なんですか？」

一瞬、ほかの病院を探そうかと思いました。けれど、医師は「ほかの病院を探してもそれより早くはなりませんよ」と言われるので、この不安を抱えたままどうしようもないのかな、それとも3か月以降で本当に大丈夫なのかな、と感じました。

その後は点滴による抗がん剤治療が始まるとのこと。手術よりもたいへんだという抗がん剤治療、私にとってはこれが何よりも恐怖でした。

がんのサバイバーの人たちに聞いても、手術そのものよりも抗がん剤治療が何よりもつらい、苦しかったという話をよく聞くからです。私はとにかく**仕事を辞めるのではなく、細々とでもいいので続けたい。**

可能ならば完全に休むのではなく1週間に1回でも、1時間でもいいので、仕事をやり続けていたい。そこに関わっていきたいということを医師にお話ししました。

すると担当の医師は、「そんなの無理無理。もうね、抗がん剤治療っていうのはね、ずっと寝たきりなの。ずっと寝たきりで枕元にバケツを置いて気分が悪くなったら吐く、そしてまた寝たきりなのよ。仕事なんかできるわけない」と言われました。

ええーっ!?

私の中でそこで一気に気持ちが弾けたのを覚えています。「そんなだったら私、抗がん剤治療やりません」と、つい口をついて、自分の気持ちが出てしまいました。

怖かったからというよりも、大好きな大好きな仕事が全然できない。もっといろいろな可能性のある議論はできないのか。治療というのは議論すらできないのか。そんなことが頭の中に次々と浮かんできました。

そこが私にとっては、まったく納得のいかないところでした。医師は、「うちはこのやり方なので」ということを、とにかく押し通すだけです。

抗がん剤治療をしませんと言ったときに冷静な弟が、「お姉ちゃん早まるな」と私をちゃんといさめてくれたのは、とてもありがたかったし、思わず笑ってしまいました。やっぱり冷静な人がいてくれてよかったなと思いました。

そしてもう一つ気になったのは、術後のこと。当然乳房すべてを取り除く手術をするわけですが、まず聞かれたのは、「温泉とか入りますか?」とか「ゴルフのあと、お風呂に皆で入ったりしますか?」と聞かれるのですね。私はちょっと混乱してしまって、「温泉は好きですけれど、なければ生きていけないというわけではないです」と答えるのが精一杯。

それはそうですよね。だけどそのときは、何のことを言っているのか、全くわかりませんでした。

つまり、乳がんの手術というのは胸をばっくりと切るわけですから、大きな傷跡が残ります。そして胸が片方だけぺしゃんこになってしまいます。そういう状態なので、大衆浴場、温泉やゴルフ場のお風呂などには行けなくなるので、それでもいいですか?という質問だったのです。

私はまたまた聞いてみました。「でもたとえば、乳房再建の手術とか、そういったものもありますよね？　またその手術後に再建の手術ができれば、温泉などにもまた入ることもできるんですよね？」。

けれど、私と同じ50代の女性であったその医師は、「今さらこの年でそういうのっていります？　私ももう50代だけど別にそういうのっていらないなって思うんですよね」と。女医であるその先生は、客観的に自分の立場から、私を慰める気持ちでそうおっしゃったのだと思いますが、私はその言葉を聞いた瞬間、ほかのお医者様を探そうと決心しました。

まるで大きな病院というベルトコンベアーに乗せられて、手術室の中に入っていき、その後は抗がん剤治療というところをグルグル回りながら治療を受ける。自分の中で納得がいこうがいくまいが、がんなんだからしょうがない、命が助かるためだったらしょうがないというふうに自分を押し殺す。大好きな仕事も休み、何もできないままここに乗っかっていくのだ、と思いました。

もちろん進行形の病気であり、やがては放っておけば死に至るわけですから、治療ややるべきことは全力でやる必要があります。けれども、**治療方針に患者の思いも生活スタイルも押し込められていくようなことに、大きな違和感を感じました。**

少しでも何か自分にできることがあれば、他の方法も探してみてもいいのではないか、という思いがふつふつと湧いてきました。まだやれることがあるかもしれない。私はセカンドオピニオンのお医者様を探すことを決心しました。

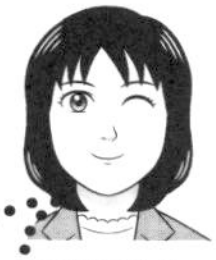

ポイント12

治療方針は、納得するまで話し合ってよいと思う。安易にあきらめたり、人の意見に流されると、あとで後悔する（こともある）。

13 セカンドオピニオンの探し方

今現在、日本の医療体制においてセカンドオピニオンを探すのはとても難しいことだと思っています。まず自分でどんな病院がいいかということが全くわからなくて、インターネットだけを探しても、怪しげな民間療法にたどり着いてしまいがちです。**しっかりとした標準治療をしていただきながら、自分なりに納得のいく治療方針を患者目線で話し合っていただけるドクター**は、そんなに多くないのかもしれません。

私の場合は、何年か前にテレビ番組でご一緒したドクターのことを鮮明に記憶していました。私はその番組でメンタルの専門家として呼ばれたのですが、その先生は健康の専門家として出演されていました。患者のことを上から目線ではなく、常に私たち目線でお話をされるその姿勢に、感銘を受けたのです。

番組が終わって楽屋まで戻る途中のエレベーターで、声をかけました。「先生、今日の食と健康の話はとても参考になりました。先生はアンチエイジングの専門の先生でいらっしゃるんですか？」とお聞きしました。すると先生は、「僕はね、乳がんが専門なんだよ」とおっしゃったのです。

びっくりしました。「乳がんですか？」とお聞きすると、「そう、がんというのはね、やはり細胞の老化なわけだから、それを防ぐのはどうしたらいいかという、その研究をしているうちに、食事にたどり着いたんだよね」と爽やかな笑顔。「へぇそうなんだ、素敵だなぁ」と思ったことが思い起こされました。

そういえばあの先生、乳がんのご専門の先生で東京にいらっしゃるとお聞きした、と。そこでダメ元で先生の病院にお電話を差し上げ、実はかくかくしかじかでと説明をしたところ、予約を取ってくださり、診察をしてくださることになりました。

これが、私の今の主治医である、南雲先生との出会いになります。

南雲先生は当初他の病院で診察を受けている私に対して、気を遣ってくださったのか、「では、乳房再建の手術だけをこちらでやりましょうか?」とおっしゃいました。

私としてみれば、大きな病院よりも乳房専門のナグモクリニックでお願いしたほうが安心だという気持ちになりました。手術は毎日何件もあるとお聞きしましたし(大きな病院は手術は週1回)、そのためか予約も、2か月以内には必ず取れるとおっしゃってくださり、とても安心してお任せすることができました。その後、先生の考え方や自分の身体との向き合い方において、食事、生活習慣、運動習慣など、私自身のさまざまな価値観を大きく成長させてくれるものとなっていくのです。

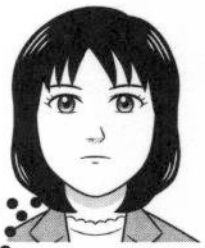

ポイント13

セカンドオピニオンを探すのはたいへんだし、元の病院から疎《うと》まれることもあるかもしれないけれど、まずはトライしてみるのも一つ。だって、どうせしんどい思いをするのは自分だから、納得して治療したほうがいい。

14 手術前の過ごし方

2017年10月15日 のSNSより

入院の前にどうしても行きたくて、映画を観に行きました。

今の私が一番大切にしていること。それは声をあげて笑うこと。

「生きがい療法」いうものがあります。がんの方が登山したり、乗馬をしたりする、心の支えとなるプログラムのことなのですが、私の場合、好きな映画や舞台を観たり、魅力あふれる人と会うことがそれに相当します。

ご一緒した方々が、気を遣ってくださって、さすがに今日は早めに解散でしたが、楽しいおしゃべりで声を出して笑いました。**笑うと免疫力が上がる**ことは、脳科学的にも証明されていて、メンタリティ的にも、今とても大切なことだと感じています。

病気が病気なだけに、ともすればふさぎこみがち。そんなときには、**ごまかしてでも逃げでもなく、できる範囲で楽しいこと、笑顔になれることを自分に提供してあげる。**

これが私にとってのメンタルトレーニング!

これで元気に? 楽しく? 入院できます(笑)。

●2017年10月15日 のSNSより

今日は入院準備の一環で髪を切りに行きました。入院すると、しばらく髪が切れないからです。

私にとって、前の胆のう摘出手術の入院のときもそうでしたが、入院中の髪と服は結構大切なメンタルを整えるツールでした。

うつになると「身だしなみを整えること」ができなくなることは、自分が担当している実践的なカウンセリングでもよく感じています。逆説的にいうと、身だしなみを少し意識すると、しゃんと背筋が伸びるのかもしれません。

私も本当に心身がしんどいときは、それどころではないですが、少し元気になってくると鏡を見て寝癖を直したりすると、気持ちが上がります。

誰に見せるものではなく、**自分のメンタルを整えるための身だしなみ**です。

抗がん剤治療がはじまったら、髪の毛も全部抜けるかもしれないですが、そうであってもなくても、それならなおさら、大切にしてあげたい、愛しんであげたい。私の大切な髪です(^^)

●2017年10月18日 のSNSより

心のギフト。

今、私の部屋にはたくさんの温かい心であふれています。

いただいた花束は、オレンジ色がベースの元気なビタミンカラー！　回復の色。

私が鳥を好きと知った受講生からは、鳥柄の靴下とハンカチ！　スタッフからは、好きなアニメのバッチ！　自分では買わないからこれはある意味、貴重（笑）。
「ギフトは、お金ではなく心を贈ること」だと、本当にそう思います。
「何をあげたらこの人は元気になるのだろう」と考え、形にしてくれた時間。
私と会っていないときも私のことを考え、そして、それを形にして手渡してくれる。
こんなシンプルな心のギフトが私の中で、大切なことを思い出させてくれます。

いよいよ来る大きな手術。「全摘出」という大きな手術が私の手術名。怖くないといえばうそになりますが、それもあるがままに受け止めて、怖いものは怖いと言いながら、我慢せず、落胆せず、一日一日を大切に生きていきます。
今日はいいお天気。太陽が身体に染み込んでくるのがうれしいです。

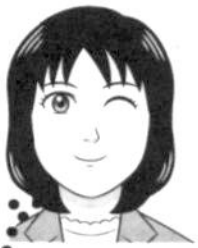

ポイント14

手術前には、できるだけ楽しいこと、好きなことに意識を向けて自分に優しく過ごしてあげる。だって、手術ってやっぱり怖い。だからこそ、先に頑張っているご褒美をあげる気分で。

15 病気になったことで すでに失っているものがある

●2017年10月19日のSNSより

がんになってみて初めて知ることも多い。

「喪失感とは？　自己の価値観における大切な人や物、大事にしてきたものごとが失われてしまったという、悲痛な感覚や寂しさ（実用日本語表現辞典より）」。

病気になれば、それこそものすごい喪失がやってくる。

1．体力を失う＝体力がなくて、今までどおりには働けない。遊べない。楽しめない。

2．身体の一部を失う＝手術って乳房の切除はもちろん、髪の毛、爪いろんなものを失っていく。

3．未来を失う＝将来を失う恐怖。

「生存率とは？　「生存率」という言葉」。

今回、当事者にとってはすごく残酷な言葉だと初めてわかった。

5年以上の生存率は、○○パーセントと言われて頭をかしげる。5年以上、じゃ10年は？　その先は？　がんなのに5年も生きたらすごいでしょ？ってこと？　60％って多いの？　少ないの？

もちろん一般的な数字は大切なので、知りたいところではあるけれど、本当に知りたいことは、自分自身が生きられるかどうか？　生きるためには何をすればいいのか？　それを教えてくれる人はいない。


毎日それを探すのはたいへんなこと。

進行し続ける病気と向かい合うと、常にたくさんのものをものすごい勢いで失いながら、日々たくさんの選択を迫られる。

失うことは怖いけれど、そこに執着しても仕方ないのであれば、失うことを受け入れて、その上で何を生み出せるのか？を考えていきたい。

なくなるものにしがみつくのではなく、新しい生き方を見つけていくことでしか、やってられないなあーって思うこの頃。

でも、それが喪失感との向かい合い方のような気がします。

●2017年10月23日 のSNSより

「自分の命」を見つめながら、これからの活動計画を考える。

やりたいこと、やるべきこと、これを機にもっと前に進みたい。「前に進む」の定義はいろいろあるけれど、止まって、水が濁って淀むのだけはいやだ。


今日は、手術前の最後の診察。

最初の予見よりも大きな手術。

死というものにはまだリアリティがなくて、頭がよく回らない。だけど決めることがたくさんで、一つ判断を間違うと将来を失う。だけど命を守るための決断もそれに伴って失うものもたくさんあって、それでもそこからは逃げられないわけで。


病気になったことを人生の失敗とは思わないし、ここからいくらでも回復してやるっ

て思ってる。ここから学ぶものがたくさんあって、気づきが深すぎてまとまらない。

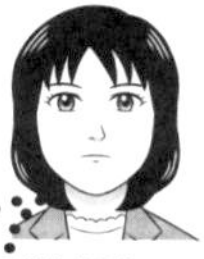

ポイント15
今は、多くを失う決断をしながら、命を守る。もしかしたらそれを「希望」と呼ぶのかもしれません。

16 「そうなんですよね。それでも病はしんどい」

2017年10月26日のSNSより

夜、また熱が上がってきました。

寝て取れるのは「疲れ」。寝ていても苦しくてつらいのが「病気」。

身体がつらくて腕も上がらないくらい疲れているのに、眠れなくてピリピリする。病のつらさを抱えると、夜が拷問のように長い。病気がちで入院の多かった子どもの頃から知っていた、あの苦しみが毎日来る。

夜中にパッチリ目が覚める。まだ4時。もう一度眠ろうとしても眠れない。そんなときには、アロマを使い、音楽を聞き、癒やしのイメージトレーニングをしながら、焦らずゆっくりとコミックを読む。

光刺激の強いスマホは大丈夫だけど、あまり長く見ていると余計眠れなくなるから、大人買いしたコミックを、ベッドでゴロゴロしながら読むのが一番いい感じ。

コミックの世界に浸りながら、頑張る主人公たちの世界観に、痛みもつらさも逃避できる優しい夜の1人の時間。頭の中から不安やつらさを追い出して、コミックの世界に浸る。

しばらくすると頭が疲れてきて、また、パタリと眠りにつける。病気のつらさで夜中に目覚めるとまたコミックを読む。

朝までこれの繰り返し。

病のつらさはあっても、心がつらさにつかまらないように、しっかりと自分で自分を守ってあげる。誰も助けてはくれない。家族や親しい人であっても、人は人と喜びや悲しみは共有できても、痛みや苦しさは人とは共有できない。**病と向き合うのはいつも1人だから、自分を孤独にしないために、自分を慈しんであげなきゃね。**

自分が自分に優しく、甘く、泣きたい自分を心でぎゅっとハグしてあげる。

今日の夜も長くなりそう。

2017年10月26日のSNSより

今日は体調が過去最悪。

さすがに起き上がれませんでした。

全身疲労でふらふら。食事をするのが精一杯!

少しでも、本当に1時間か2時間でもいいので、お仕事したかったのにな。

私から大好きなお仕事を取り上げるなんて、本当にいまいましいこの病気! 早くスパッと切ってしまいたい(笑)。

手術の怖さより、この毎日のなんともいえない疲労感がいやですね。

もう季節は晩秋に差しかかろうとしているのに、ベランダでは今朝また、朝顔がまだ花を咲かせていました。

「うん！　そのしぶとさ、美しい！」

しぶとく、苦しくても、心折れず。

今日を生き抜く。

すべての命が全力で生きている。

痛みや苦しさが来るたびに、
何度も何度も自分に言い聞かせる。

「大丈夫！絶対負けない！」

●2017年10月27日 のSNSより

「プラスのストローク」。
お花も褒めてあげると元気になる。　これ、実はメンタルトレーニングのプログラムの一つです(^^)
昨日、朝顔に「晩秋に咲くしぶとさが美しい」といったら、今日は花が五つも開花しました。
やるなぁ（笑）。

お友だちから「お見舞い何がいい？」と聞かれるので「お家にある中古のもう読まないコミック（ただし名作、返却不可）と、お家にあるやたら元気だが余って困っている植物（できればお花があるとうれしい）をください」というと「そんな粗大ゴミみたいなもんでええの？」と笑われました。

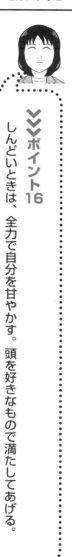

今日はフランスのお客様が、新しいメンタルトレーニングの可能性を探りに、アイディアにお越しになるので、どうしてもどうしても少しだけでもご挨拶に行きたい。

朝からお花を見つつ、コミックを読んで頭痛を和らげ、自分の身体にも言い聞かせています。
「大丈夫！　大丈夫！　今日は少しだけならお仕事できるよ！　大丈夫！」と全力で身体にプラスのストローク！

手術まであと3日！　頑張れ、私の身体！

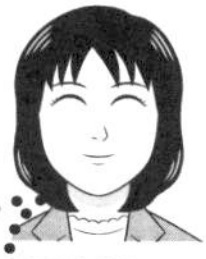

ポイント16
しんどいときは、全力で自分を甘やかす。頭を好きなもので満たしてあげる。

17 いよいよ手術

●2017年10月29日のSNSより

手術前夜。いよいよ明日は手術。

ようやくですが、ここからが始まりです。

術後の痛みは？　疲れは？　すべてが未知数。抗がん剤との闘いもあります。

今日は体調がよかったので、夕方からアイディアに出勤して、スタッフ全員集合会議。最終確認、決済、権限移譲の最終確認など、やるべきことをすべてやりました。

スタッフをねぎらい、留守中どうぞよろしくお願いします！とご挨拶。

この仲間がいるから、私はゆっくりと手術を受けさせていただける。**戻る場所があるのは幸せなこと。温かい仲間がいるのは本当に幸せなこと**です。

明日から始まる新しい困難も、この気持ちで頑張りますよ！

2017年10月30日 のSNSより

病院到着。

準備してもらった控え室にて。静かな場所は落ち着きます。

さて、ぼちぼち、笑顔で、今から行ってきます。

全身麻酔で寝て起きたら終わってるんだろうな……。

なんかやらないと落ち着かないので、SNSにあげようかなーと、家族に頼んで写真を撮ってもらう。最初に撮った写真はすごく怖そうな顔になり、2枚目はふざけた笑顔になり、ようやく3枚目でこれ……。大きな仕事?の前ではもう、泣くも笑うも同じこと?みたいな感じ。

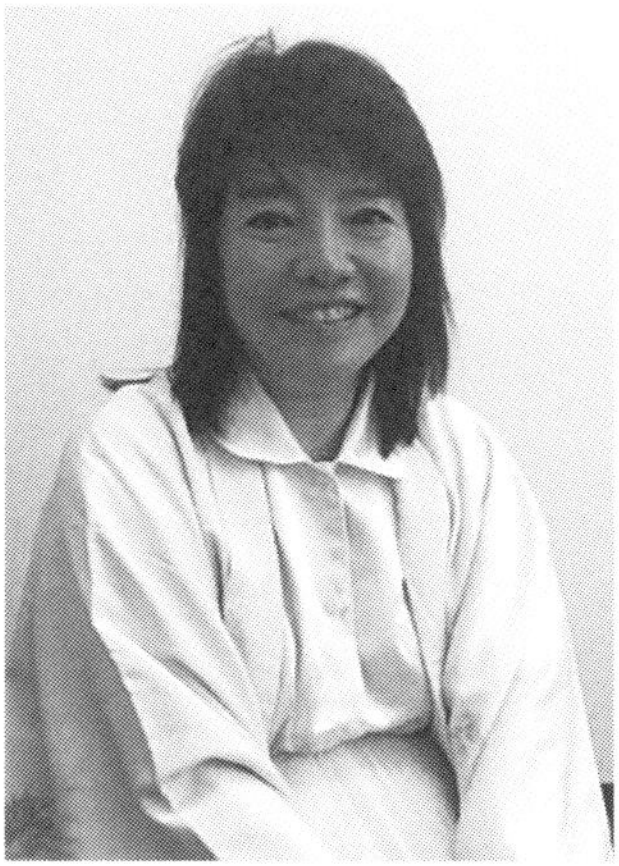

2017年10月31日 のSNSより

無事、手術が終わりました。経過は順調とのことでした。

昨日の夜は、さすがに痛み止めを入れていただき、入院していました。手術って痛みが何よりも恐怖です。痛いと夜が本当に長くてつらいのですが、大好きな声優さんに、ラインで直接癒やしメッセージをいただき、麻酔が切れたあとも、痛みに苦しむことなく過ごすことができました。ホッとしました(^^)

病院の方針でなんと今朝9時に退院。

前の病院では最低でも1週間入院と言われましたが、お医者様によってこうも違うとは……。

乳がんは他の内臓疾患と違い、食事制限もないので、家でゆっくり休んでくださいとのこと。

確かに食事制限がないなら、病院の無機質な空間にいるより、家族やペットと過ごすほうが、精神的にもとてもいいと思います。

もちろん、今はまだ全く動けず、当分は、家族に家のことを全部やってもらってゆっくりお休みさせていただきます。

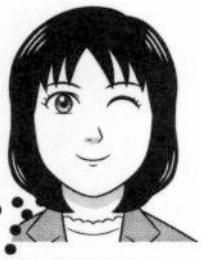

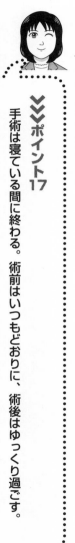

ポイント17

手術は寝ている間に終わる。術前はいつもどおりに、術後はゆっくり過ごす。

第2章

まとめ

レベル

元気レベル

体力

3

メンタル

5

痛みレベル

8

コマンド

わたし
がんばれ

アイテム

しゅじゅつ

すけっと

すてきな
ドクター

メッセージ

しゅじゅつは
ますいで
ねていたら
おわった

第3章

リハビリ開始

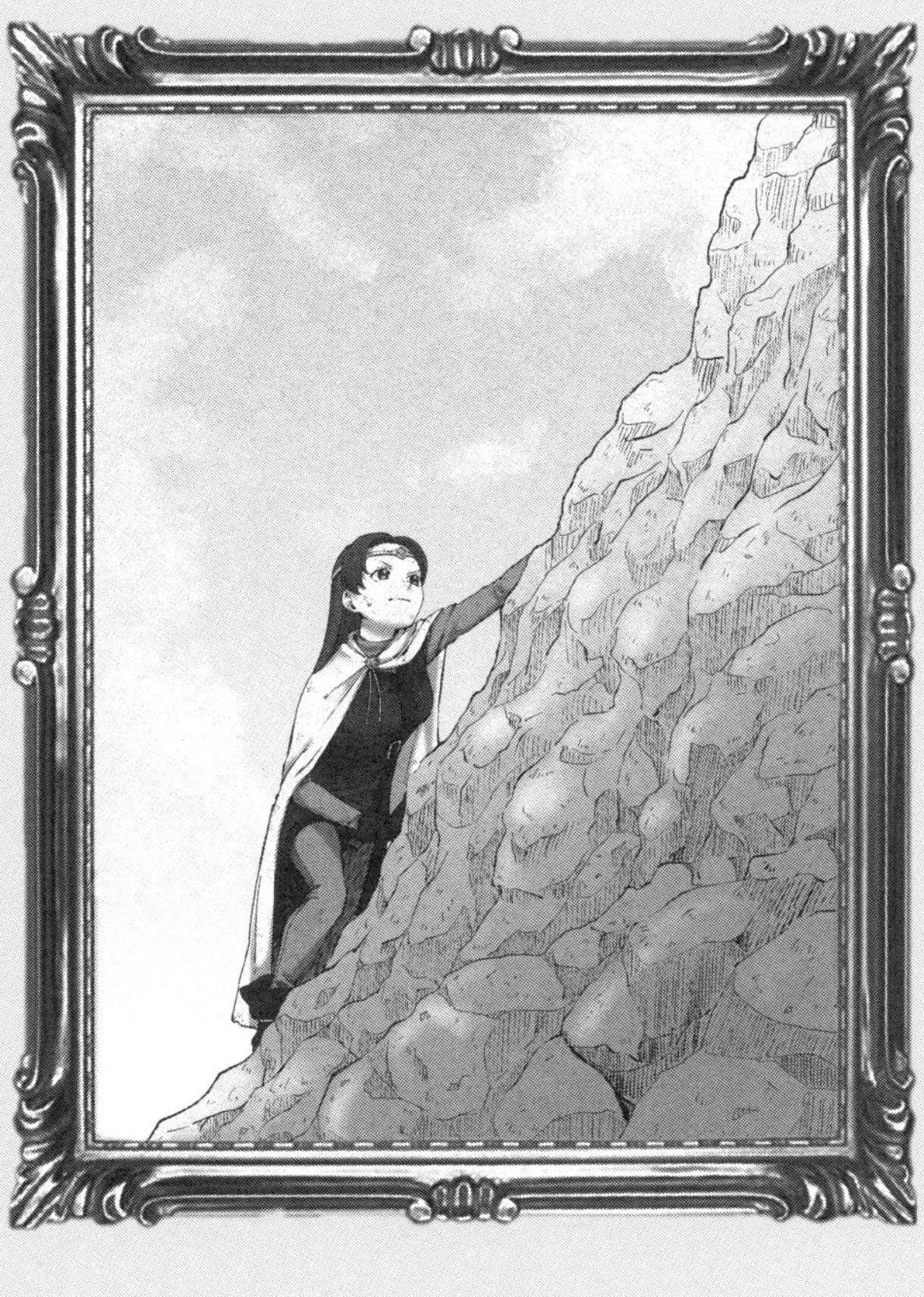

18 リハビリスタート……焦らずに

●**2017年11月1日のSNSより**

自宅でリハビリ1日目。手術後、翌日には自宅にいます。ちゃんと歩かないと、あっという間に歩けなくなるので注意。病気のときは本当にそこが大切ですからね！

食欲も戻りました。さすがに左胸を切ったので、左手で重いものは持てませんが、お茶を入れたり、片手で簡単な料理ならできます。

朝から野菜ジュースと卵焼きをつくりました。

病になっても生活を手放さない。これ大事だなあ。

今日はいいお天気だったので、近くの代々木公園を夫に付き添われて、散策しました。15分歩いてあとはベンチに（無理なく軽く運動するのは、主治医の先生のご指導でもあります）。

月曜日にがんの全摘出手術をして、水曜日にはもう公園を散策できる（不思議）。

最初はそんなことは無理だと思い込んでいました。それは私も家族も、限りなく自分を「患者だから」と思っているからに違いないと思いました。

「患者」であるか「生活者」であるか、をまさに実感している日々です。

メンタル不調でも同じことが言えますが、生活を取り上げてしまうことが、かえってその人を重篤化してしまう。

当たり前のことなのに、それを唱える専門家は少ない。ここに日本の次の課題があるのだと感じました。


まだ、身体にいろんな不具合はあるけれど、あの手術前の疲労と変な痛みは消えつつあります。自分の身体といつも対話しているようで、心地よい。

まだ、手術後なので顔も身体もむくんでいますが、代々木公園のばらのお花がきれいだったので、夫が撮ってくれまし

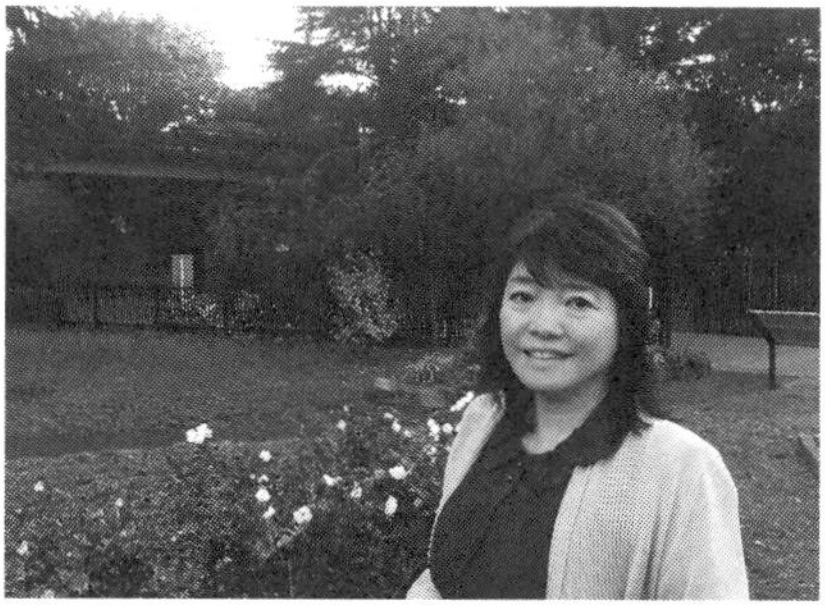

た。すっぴんですけど（笑）。こんなふうに元気にリハビリしています！

●2017年11月2日のSNSより

術後初めての通院。なるべく歩かなあかん！　という医師のご指導のもとで、家族に付き添われて地下鉄に乗りました。人酔いしそうだったけど、これもリハビリ！

今日は病院内で開催されている**患者会に参加**しました。3か月前に手術した方、半年前の方、抗がん剤治療のことやいろんなことを聞いて、それなりに心構えができました。

多くの方が、手術よりも抗がん剤治療のほうがキツイとおっしゃっているのが印象的でした。

うーん、そうか。やっぱり本当の闘いはこれからなのか！

だけど、サバイバーの皆さんは前向きで、まだ乳がん初心者？の私を、精一杯励まそうとしてくださる！

おお、こんな構図は珍しいぞっ！　いつも励ます立場の私が皆から全力で励まされてるぞ！

すごいぞ、患者会（笑）。

そして医師の診察がありました。手術から4日目で、なんと今日からでも病院内で実施している運動トレーニングをしてください！　お風呂も入ってください！　身体を激しく動かさない仕事なら、できる範囲でしてください！と、なんて素敵なスパルタ的？ご指導！

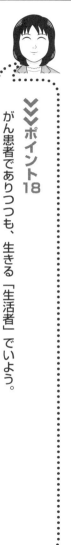

確かに電車に乗れるなら、仕事もできますね……。

患者扱いしない、変に甘やかさない、そして生活のことをしっかりと考えてくださる、素敵な治療方針です。

今は逆に時間があるので、無理のない範囲で長期的なビジョンをしっかり考えて、しっかりと足元を固めてから、本格復帰していきます。

1か月後、病理検査の結果を待って抗がん剤治療が始まります。長い闘いであることは間違いないので、**焦らない、やさぐれない、あきらめない**を自分に言い聞かせて、頑張ります。

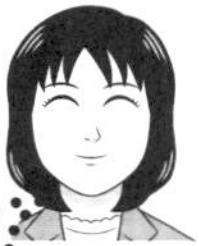

ポイント18

がん患者でありつつも、生きる「生活者」でいよう。

19 心の奥が動く

●2017年11月3日 のSNSより

昨日は地下鉄に乗り、お風呂に入り、さすがに疲れてぐったり。夜になると手術の傷が熱を持ち、痛みで眠りが妨げられたので、一日ゆっくりしていました。起きたり、寝たり、起きたり……。痛みは時間薬です。本当に大きな手術だったんだなぁと、実感します。

自分の身体について深く、今ほど深く対話している時期はないと思います。

痛みとともにうつらうつらした眠りの中で、人として大切なことを、なんとなく考えてみる。

自分が命をかけてやりたいことは？

今の日本に大切なことは？　心理カウンセラーの役割は？　本当の意味で「人に寄り添うこと」ってどんなこと？

仕事のときのようにしかめっ面して考えているのではなく、半覚醒状態であれこれふわふわと、今までのこと、これからのこと、命の時間を使ってやるべきミッション……。

痛みがあるのに、なぜか不思議とポジティブなことばかりが浮かんでくる。

自分の中で、新しい何かが生まれる予感がしています。

お休みの間にもっとそこを極めたい。


夕方から弟夫婦がお見舞いに来てくれました。

義妹の手料理のおでんがとても美味です。こんな家庭料理が何よりうれしい！

おいっ子たちは、我が家のリビングに設置された、私の眠れないときに読む本「浮世メンタルケアコミック図書館」の、瞬く間に虜《とりこ》になり、声も立てずに読み始めました。

子どもは本当にかわいいな(^^)

まだ身体はだるいけど、少しづつ内面からジワリジワリと力があふれてきました。寝っ転がりながら見た、今日の渋谷の夕陽はとても優しくてきれいな空でした。

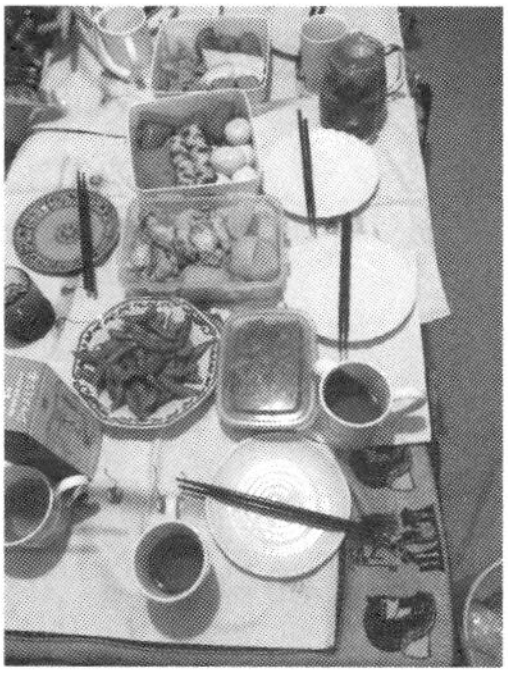

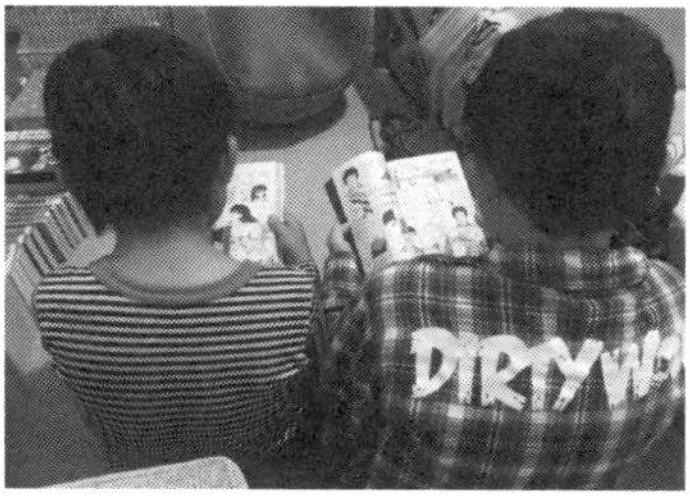

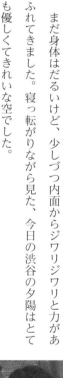

●2017年11月5日のSNSより

昨日は長い時間外出したので、今日はぐったりすると思いきや、意外に元気です。日増しに体力が回復するってこういうことですね！　よしっ！

お見舞いにいただいたお花を飾るために、アレンジメントにしてみました。ただのお花でも気持ちを入れてあげれば、こんなに空間に力をくれるのだということを感じます。

命に関わる病気になったからといって今までの人生をまったく後悔はしていないけど、**今回のことを機会にもっともっとよくすることはできる**とは思いました。

俗世から少し離れて、瞑想するように一日一日を大切に思う。

ざっくりと生々しい大きな傷口や傷口に残る痛みや違和感は、私に「慌てないで、焦らないで、もっとゆっくりと深くいろいろ感じるまでは、動かせてあげないよ」と、私を諭してくれるメンタルトレーナーのような存在に変わりつつあります。

今朝も朝、お仕事の夢をみて目が覚める。早く仕事したいんだね、私(^^)

だけど、我慢、我慢！　しっかりと近所を散策して、足腰鍛えて、ご飯も食べて、体力つけて……。

さあて、復帰したらどこから、何から手をつけようかな？

ようやく、ワクワクしてきました。明日はわずかな時間でも、リハビリを兼ねてアイディアに出勤してみようと思います。

2017年11月7日のSNSより

仕事したいっ（笑）！

今日は朝起きてすぐに、とてもエネルギーがあふれていて、すぐにでも仕事に行きたいっ！という思いがありました。

これには私なりに思い当たるところがあって、昨日、会社から戻ったときに徹底的に**セルフケア**を行ったから。

アロマに音楽に、イメージトレーニング。深呼吸とストレッチ。

当たり前のことだけど、これをしたことで本当に朝、驚くくらいに身体が軽くなりました。

経営者は、考えるのが仕事だから、ある意味24時間営業。頭を休めない限り身体を休めていてもいくらでも神経を使うことはできる。

交感神経優位といわれるこの状態は、もちろん免疫力を落とすし、がんにはよくない！ うむ。わかってる。

かといって、毎日日なたぼっこして老後生活を送ってもなぁー。生きてるかいがない（笑）。こんなところで人は悩ましいのですね。

経営者の方のメンタルトレーニングを数多くする中で、多くの人たちがギリギリのところで活動しているのを感じています。心も身体も壊さずに夢を叶えるということは？ 自分らしく生きるとは？

焦らず、一つ、一つ、答えを出していきます。

今だけではなく、ずっと継続して好きなことが続けられるしくみ。私だけでなく、スタッフや契約カウンセラー、そしてすべての人たちに共通する「自分らしく輝けるしくみ」。

私が、本当につくり上げ、後世に残していくべきことは、まだまだ、始まってもいないのかもしれません。

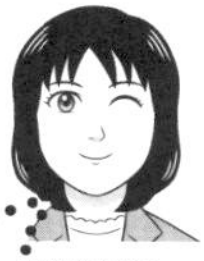

ポイント19
身体が動かないときは、逆に心が研ぎ澄まされて豊かになることもある。

20 メンテナンス

●2017年11月8日のSNSより

メンタルトレーニングの法則。

アスリートが試合にしばらく出てないと、体力だけでなく、集中力も落ちてしまう。いわゆる「試合勘」が落ちる、というもの。
そんなときは、試合に出られなくてもスタジアムに足を運んで、そこに身を置くことが大切とお伝えしています。

【場の力】は確かに存在していて、緊張感のあるところに身を置かないと、感覚はどんどん鈍ります。

緩める感覚と、引き締める感覚。このコントロールが、アスリートや経営者には一番大切なメンテナンスコンディションだと思います。

仕事も長く離れてしまうと、頭が回りにくくなったり、集中力が落ちたりするから、今週からそこのメンタルメンテナンスを心がけています。

今日は、**朝メンテナンス**を実行してみました。

朝のアロマを焚き、音楽療法をしつつ、ゆっくりと野菜ジュースと豆腐スープを飲んで身体を温めます。昨日夫がクコの実をくれたので、クコの実のお茶をつくってみる。ゆっくりとお茶を飲む時間がとても大切ですね。

そして、自分にプラスのストロークを送る。「よし、自分はすごいぞ。大丈夫だよ」と、自分で自分を褒めること。実際に何もしていなくても大切です。

そこから「現場」に向かいます。朝の挨拶にいったんアイディアに徒歩で出勤。そこから外を歩いてお昼にまたアイディアに立ち寄る。

まだ長い時間はもたないので、夕方の打ち合わせを終えたら、今日のお仕事はいったん終えて、自宅で将来の計画をゆっくりと考えるのに時間を使うつもり。

今度は**夜のメンテナンス**へ。

無理はしないけれど、少しずつ集中力を上げる時間を増やします。けがから復帰するアスリートのプログラムが、病気にもとても有効だということがわかります。自分の人生で実験！

2017年11月9日 のSNSより

心理カウンセリングのスキルに「プラスのストローク」というのがあって、サボテンだって褒めると育つ、お米だって褒めると腐りにくくなる！というすごい効果があるらしい。

サボテンやお米は眉ツバだと思う私でも、子どもを褒めれば目の輝きが変わり、大人だって褒められると表情がみるみるよくなるのを見ると、やはり「褒める」というのは「心理学的にも間違いなく効果がある」ことがわかる。

自己肯定感を上げることが、組織や教育の場でも必要不可欠ではありますが、最近は脳科学的にもその効果は実証されているらしい。

アスリートに、けがの回復期のメンタルトレーニングでお伝えしているのは、**「人間の身体は褒めれば褒めるほど、どんどん元気になる」**ということ。

ついつい「ああもう！　なんで、こんなに動かないの！」と、自分自身を叱ってしまったり、厳しくしてしまったりしそうだけれど、それでは逆効果。

腕を動かしても、荷物を持っても大丈夫！と言いきってくださる、信頼できる主治医の先生の検診で、安心してあとは自分でメンタルを整えていく。

ちゃんと運動をして、腕も使って荷物も持って甘やかさない。だけど、「やらねば！」ではなく、慈しみながら、褒めながら、それをする。

「大丈夫！　いい子だから、怖がらないで。安心して。大丈夫だよ」と。
深呼吸をしながら、優しく、優しく語りかける。これが大事。
午前中、公園を散策しました。
こんなに心地よく生きている患者は、そうそういないかもしれない(^^)
右胸の手術はどうしようか？　抗がん剤は？　闘病はまだ始まったばかり。
大丈夫、焦ってはいない。
こんなにしっかりと自分を褒めて、ちゃんと回復し続けている。

しっかりと足元を見据えていく。
ここで大切なものを見つけることが、何よりもこれからを、生き抜く財産になるはずです。

人生が後半に差し掛かるとき、その「回復のプログラム」は、もっと研ぎ澄まして徹底されたものでなければならないのだと、改めて感じる。

細胞の老化であるのががんという病。**老いは死へとつながることを、もっと意識して、**

本気で回復する。

「もう歳なんだから仕方ない」。そんな受け身で情けない言葉ではなく、**「人生後半もしっかり結果を出して、笑って生きていけるように！」**と。


食事は感覚を研ぎ澄まして、食材を選ぶ。

毎日、身体を動かす。本気で回復のために質の高い睡眠を。

本気でリラックスする。

不思議と今、守りの気持ちではなくて、とっても研ぎ澄まされた、積極的な気分です(^^)
毎日が勉強、人生を使った有効なメンタルプログラムの実験のようです。

●2017年11月20日のSNSより

乳がんの手術から今日で3週間。

先週まで痛かった脇の傷口も、痛みが和らぎ、少しずつ、左胸の皮膚の感覚も出てきました。

まだ、皮膚は赤く、熱もありますが、身体をねじっても痛みがなくなってきました。

元気になってくると、今度は、日常の生活を取り戻したくなる。

だけど今までトップギアで走り続けてきたので、どうも「徐行運転」が得意ではないのかもです。

F1レースみたいにトップギアでガーッと走り、休憩のピットインも最短でまたガーッと走り出す。でも、それだけでは、こんなときは乗りきれないので、今は、限られたスピード（時間）の中で、仕事の質を落とさないとか、結果も充実感も同時に得たいとか、欲張りなことを考えて、頭をひねります。


そんなとき、自分にかける言葉を考えてみます。

「大丈夫、焦らないで」

「今考えなくていいことは考えない」

そんな言葉が心に力をくれます。


今の私を支えるもの、それは言葉。

2017年11月25日のSNSより

手術後の検診は、少しも予断を許さない感じで、年明けには、また再手術かも？

すぐに命に関わるわけではないのですが、やったほうがいいらしい。

うーん、がんってヤツは……。全くもう！って感じです。しつこくてわかりにくい。

あー、こんなタイプの人嫌いだなあ、面倒くさいもん（笑）。

だけど、もう手術はしているから、次も1日で退院できるし、なんとなく予後もわかってきたので、じっくりと予定見ながらやりますよ！　別に落ち込んだりはしません。もともと長い闘いです。抗ガン剤治療も始まるしね！　いくらでも、治療してちゃんと治してみせますとも！

不確定な中で待つことが苦手な私にとっては、これもまたメンタルの訓練なんだと思います。

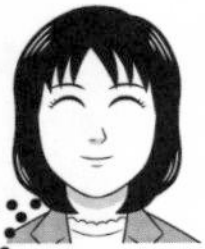

ポイント20

少しずつ少しずつ、ゆっくりゆっくりでも、無理せず楽しく過ごすことに努めよう。

21 まわりの人へのお願い

2017年12月2日 のSNSより

たぶん皆誤解している。私もそうでした。がんの告知を受けたら、もうガリガリに痩せてヘロヘロで、そして手術して数か月入院して、退院したら元気になって……。

だから、私が仕事をしていると言うと、驚く人も多いし、無理しないで!と言われる。普通にスーツを着て挨拶すると「なんだー、元気じゃないですかー!」と、今度は気遣いなく、なんでも頼んでくる(人もいます。笑)。


体調はその日によって違う。

前よりももちろん少し体力はない。

だけど寝たきりというわけじゃない。

頭は冴えているので、仕事で判断を間違えたり、仕事ができなかったりすることはない。

だけど、ストレスになるようなことがあると、左の脇腹やリンパがピリピリ痛んで不思議なくらいしんどくなる。

そして、常に死の恐怖にはさらされているけれど、あまり実感もない。

長い闘病なんです。手術した痕は熱をもって重いし、抗がん剤治療もしんどいらしいです。12月には2度目の手術も待っています。だけど、**生きるために治療する。生きがいのある仕事を持っていることに感謝**です。

長い目で社会から隔離せずに、でも無理もせずに自分らしく過ごしていく。

一番つらいのは「仕事しないで寝てて」と言われること。一番うれしいのは普通に仕事して、最後にさらっと「お身体大丈夫ですか？　ご自愛くださいね」と言われること。

今、一番大切にしていること。

心理業界や教育の次のあり方をつくり上げることを考えること。

今、時間を使いたいこと。

ブログや新しいコラボの企画。

今、行きたいところ。
小石川後楽園か、新宿御苑の紅葉。

明日、行きたいところ。
近所のスーパーと花屋さん。

今、毎日の私の気持ちや生きる力が、いつか大きな何かに、自然につながっていくのだと、
信じて今日を生きています(^^)

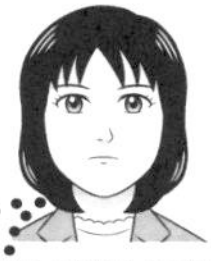

ポイント21

病気でもできることをやっている人に、何もしないで寝ていたほうがいいよなんて言ってはダメです。そして「もう治ったでしょう。これやってね」、なんていうのもダメです。ちゃんと様子を見てあげて、聞いてあげて、待ってあげて。
病人ではなく1人の人として。

22 家族や友人などまわりにがんの患者がいる方へ

まわりの人が患者になったら?

日本人の2人に1人ががんになるという時代、皆さんのまわりにも、もしかしたらがんの告知を受けた人がいるかもしれません。家族や友だち、仕事先の人、「私、がんになったの」とカミングアウトされたら、どんなふうに接したらいいかということをお伝えしたいと思います。

まず私のように、フルオープンにしている人もいれば、まわりの人にだけこっそりと打ち明ける人もいるのではないかと思います。フルオープンであったとしても、こっそりと打ち明けられたとしても、**その人ががんであることを知っているという時点で、あなたは信頼されている**ということです。

フルオープンにしている人は、その人なりにしっかりと自分ががんであることを宣言し、包み隠すことなく、がんと向かい合って治療に取り組もうとしているのだと思います。まわりの人には言っていないけれど、その人からこっそりがんの告知を受けた人は、あなたを信頼し、心から味方になってくれる人だと思って打ち明けたに違いありません。

私は自分ががんになってみて、まわりの人に打ち明けたとき、さまざまな反応がありました。その多くは、言われたほうも困ってしまっているのだなと感じました。

実際にがんという病気は、言葉も非常にインパクトがあります。少し前までは治らずに余命宣告、となるような病気だったと思います。今でもその印象はとても強くて、その人の余命があとわずかしかないというように、勘違いをしている人も多いのです。もちろんがんは進行形で、やっかいな病気ではありますが、しっかりと治療に取り組んでいれば、完治する病気でもあります。

私は、この本を読んでくださっている方の周囲で、**もしがんになってしまった人がいるときに、そしてそれを打ち明けられたときに、どのように対応していけばいいのか、何が適切なのか**ということをお話ししていきたいと思います。

◎腫れ物に触る、引いてしまうのはNG

がんの病気とその治療との向かい合い方は、人それぞれ違います。また、1人の人でも、今日は前向きな気分になっているけれど、明日は落ち込んでどん底になっていることもあるかもしれません。

まず本人が一番つらいなと思うのは、この話になったときに引かれてしまったり、明らかにその話をしないように終わらせようとされたりするということです。がんになったことは大きな出来事ではありますが、別に悪いことをしたわけでもないし、隠すようなものでもないと私は思っています。

けれども、たとえば「私、がんになりまして」と言うと、多くの人が、目をそらしてしまう、あるいは腫れ物に触るようにオドオドとしながら、「大丈夫ですか？」みたいなことを言ってしまう……。もちろん聞いたほうもショックな気持ちはよくわかります。けれど、そのような反応を見てしまうと、ついつい「ああ、言わなきゃよかったな」とか、「この人には言ったことによって負担になってしまうんだな」と、なんとなく罪悪感を感じてしまうのですよね。

聞いたほうもどう対応していいかわからない。その気持ちはわかります。でもそういったときは、**しっかりと相手の目を見て受容的に、「そうなんだ。それはたいへんですね。何か**

私にできることがあれば言ってくださいね」という、短くも温かい、温度のある言葉だけで、ずいぶん救われるのではないかなと思います。

◎やたら励ましているつもりはNG

私の周囲にはあまりこういう人はいませんでしたが、たとえば近所の人やちょっと距離のある親戚の人、あるいは友だちなどで、悪気はないのだけれど、あれこれ励ましてくる人がいます。その人自身も一生懸命勇気づけようとしているせいか、口数が多くなり、その結果余分なことまで言ってしまうというリスクがあります。

これもNGです。たとえばこういうことです。「今ね、がんは治る病気だからきっと大丈夫よ」。そう言われても、「大丈夫かどうか知らないでしょうし、その人が決めることではないですよね」と心で思ってしまいます。

「私の知り合いに○○の療法をやって治った人もいるし、だからあなたもこうしてみたらいいのよ」。あるいは、「私の知り合いはね、もっとひどいがんだったの。ステージ4だったのよ。あなたはまだステージ2でしょ、大丈夫よ」など、誰かと比較をしたり、自分の知り合いなどと比べられたりしても、がんは人それぞれ、タイプも違えば、同じがんでも進行状況も変わります。よかれと思って言っていることに対して、当事者としては心がざわつくということがあります。

もちろん闘病して治った人のケースを聞いて、元気になるということもあります。そういう場合は少し言葉を丁寧に、「ステージ4でも治った人がいる。だからあなたも大丈夫」という言い方ではなくて、「ステージ4になった人でも完治している人を知っています。だからあなたもきっとよい治療が見つかると思うから、何かできることがあったら言ってくださいね」というふうに伝えてあげればいいと思います。

この**「何か私にできることがあったら言ってくださいね」**という言葉、この言葉はとても安心します。傍観者ではなく、あくまで自分のできる範囲のことをしっかりとやってサポートしていこうという思いは、**孤独感で世の中から切り離されたように感じるがん患者にとっては、とても心休まる言葉**になります。

実際にはそう言われたからといって、「あれをしてください」「これをしてください」「こんなふうに手伝ってください」と言われることはないでしょう。自分や自分の本当に身近な家族たちとともに治療に向かっていくしかないわけですから。

けれど、一方的に「ああしたほうがいい」「こうしたほうがいい」と、どこかで聞いたような事例で励まされるより、「何かできることがあったら言ってくださいね」と言われるのは、非常に勇気づけられるということを、覚えておいていただきたいと思います。

◎やたらと情報を持ってくるのはNG

今、がんはたくさんの人が闘っている病気です。多くの有名人や芸能人などもがんとの闘いを公表しています。亡くなった方もいれば、無事回復する方もいると思いますが、そういったことを引き合いに出して、「この人はこうした」「この人はこれがよかった」と言われるのも、けっこうげんなり疲れてしまいます。

ましてや**民間療法的なものや、これがいい、あれがいいというのは、患者を混乱させる**と思います。患者自身がそれについて一生懸命探しているとか、聞かれた場合は別ですが、民間療法の中には、効果をそれほど感じられないものも多くあります。ネットワークビジネス的にそれらを生業としている人たちもいます。そういう人たちに、自分もがん患者になって試して回復したものがあるならともかく、そうでないものをすすめるのは、大きなリスクが伴うということも意識していただきたいと思います。

私もいろいろな情報をいただきました。私自身も、そのうち効果があるなと思うもので取り入れているものもあります。だけどしっかりと自分の目で見て、それだけではわからないものもたくさんあります。その場合は、客観的に判断できる身近な人たちの意見を聞いて、自分がいいと思う効果と金額に見合うものだけをチョイスすればよいのではないかと思います。

進行形の病気では、まず病院の標準治療が必要である状態の中で、民間療法を含めた多くの情報は、時には患者を混乱させ、とても疲れさせるということが容易に想像できます。

これは心のケアの心理カウンセラーを紹介するときも同じことです。「落ち込んでいるんだったら、カウンセラーのところに行けばいいよ」と言ってくださる方もいます。私からすればとてもありがたいのですが、よくわからないところに突然行くのは、非常に勇気も必要なこと。

それよりも、本人のよきタイミングで、気軽にお茶を飲みに行く感覚で行きたくなれば行く、それが一番大切なことです。

◎代わりに落ち込むのもNG

私が「自分はがんで」とカミングアウトしたときに大きく落ち込んだ人がいました。スタッフの中にもがっくりと落ち込んでしまう人がいました。

だけど、そんな人を見ると、「大丈夫、泣かないで。私は元気だから」と、自分が励まさなければなりません。いや、つい、そうしてしまうのです。そして疲れる。体力と気力がない中で、これはしんどいです。

もちろん、それだけ私のことを思ってくれ、大切にしてくれているからこそ、涙を流したり、落ち込んだりするのだと思います。

患者である私自身が涙を流して号泣しているなら、一緒に泣いてハグし合うことはとてもよいと思います。しかし私は別に涙も流していないし、大きく悲しんでもいない、絶望もしていない。そんな状態の中で落ち込まれると、この人には言うべきではなかったなと思ってしまいます。

外部の人からもSNSを通じて、「とても悲しいです」「とてもつらいです」と、同じような言葉を連呼してメッセージをくれる方もいました。だけどそういった人の心のケアまでする余裕もなく、「ごめんなさい」と言っていいのか、「ありがとう」と言っていいのか、対応に困りました。何ともいえない気持ちで、そのメッセージをスルーしてしまったことを覚えています。

落ち込む気持ちはわかりますが、落ち込む姿をわざわざ当事者に見せる必要もないし、

それを本人に訴える必要もないのではないかと思いました。

◎どうして欲しいかは本人に聞いて

ＮＧなことをたくさん伝えると、「じゃあ、どうすればいいのよ」と思われると思います。

そうなんです、やはりがん患者というのは孤独感もありますし、自分自身が恐怖に常にさいなまれているという事実もあるので、何を言われてもイラッとしてしまうかもしれません。

「人との関わり」がつらく、そして体力もないため、ついつい人とコンタクトを取るのがめんどうくさくなって、家に閉じこもっている人も多いと思います。そしてますます孤独が心をむしばんでいきます。なので、この中で私がこういうことをしてもらえて本当にうれしかったな、こういう声をかけてもらってうれしかったな、と思うことをいくつか挙げてみます。

たとえば**お見舞いの品に関しては、高いものや特別なものを送る必要はありません。その人が、何が好きで、どんなものがうれしいかということを聞いてあげればよいのだと思います。**

私の場合は鳥がとても好きなので、鳥がプリントされたかわいい靴下をもらって、「身体を冷やさないように気をつけてくださいね」と言われたのは、とてもうれしかったです。にんにくを浸したオイルをつくってきてくれて、「これもがんに効果があるみたいですよ」というふうに、お手製のオイルをもらったりもしました。

効果はともかく、手間をかけてつくってくれるその気持ちがうれしい。すごくお金のかかったものというよりも、その人のことを考えて自分なりにセレクトしたものや、手をかけたりしたものは、どんなものでもとてもうれしかったです。

私の知り合いの方が同じく乳がんになったとき、彼女に私も聞きました。「何を差し入れたらいい？」と。すると彼女は、「ものではなくて、浮世先生の言葉が欲しいです。だから手紙か何かが欲しいです。浮世先生の言葉は本当に勇気をもらえるので、手紙をもらえたらそれだけで十分です」と言ってくれました。とてもありがたかったし、同時に、今は彼女の気持ちもよくわかります。

ものではなくて、自分の心を支えてくれるもの。それはその人が好きなものでも何でもいいと思うのです。**何が好きでどうしてほしいかわからないときは、ぜひ本人に、「どんなものがいいですか？」とか、「何かお役に立てることはありませんか？　何でも言ってく**

なその気持ちは伝わると思います。直接聞く機会のない人に関しても、誠実な

ださいね」と、気軽に声をかけてみてください。

あるお仕事でおつき合いのある男性の方が、「お見舞い」と書いた封筒を持ってきてくださいました。そこに金一封入っていました。その方は、うつむきがちに照れながらこうおっしゃいました。「自分はこういうときに、どういうものがいいかということをうまく考えられないし、ましてや女性の方ですから、何を差し上げていいか全くわからなかったんです。なので、ぶしつけで本当に申し訳ないんですが、せめてもの気持ちでお見舞いをお持ちしました」と。不器用なりに、何かしらお見舞いをしたいというその気持ちが強く伝わってきて、私はとても感動しました。

そのときに思ったのです。**うまくやることではなく、ちゃんとお見舞いの気持ちを伝えれば、それはまっすぐに伝わっていく**のだな、と。がん患者になった場合、小さなことはストレスにもなりますし、逆にちょっとした温かさや、自然なさりげない心遣いが何よりも深く染み入るということもあります。ですから、あれこれ考えすぎずに、とにかく「何か欲しいものはありますか?」「必要なものはありますか?」「何か自分にできることがあったら、荷物

を運ぶなり、車を出すなり、何でもいいので言ってください。本当に気軽に言ってください」と声をかけたほうが、はるかにその人の心に寄り添っていると思うのです。

入院や手術のときにも、たくさんの人にお見舞いに来てほしいという人もいれば、あまりそういうときは人に見られたくないという人もいると思うのですね。私は手術の前後にたくさんの人が来て心配そうな顔で見送られるのは、とてもプレッシャーになるタイプでした。

友人は、たくさんの家族が来てくれて、声をかけてくれるのがとても元気になったと言っていました。人それぞれ。だから、大切なことは「どうしてほしい？」「どういうのが力になれる？」と相手に聞く。そういったことをぜひ行っていただきたいと思います。

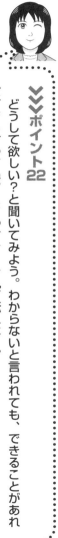

ポイント22

どうして欲しい？と聞いてみよう。わからないと言われても、できることがあれば何でも言ってね。とまっすぐ目を見て伝えよう。

第3章

まとめ

レベル

元気レベル

体力

4

メンタル

6

痛みレベル

7

コマンド

まわりのひとに
たすけてもらう
どんなことを
してほしいのか
ちゃんという

アイテム

リハビリ

すけっと

ねむれないときの
コミック

メッセージ

じぶんに
まいにち
プラスの
メッセージを
おくる

第4章

クリスマスに再手術

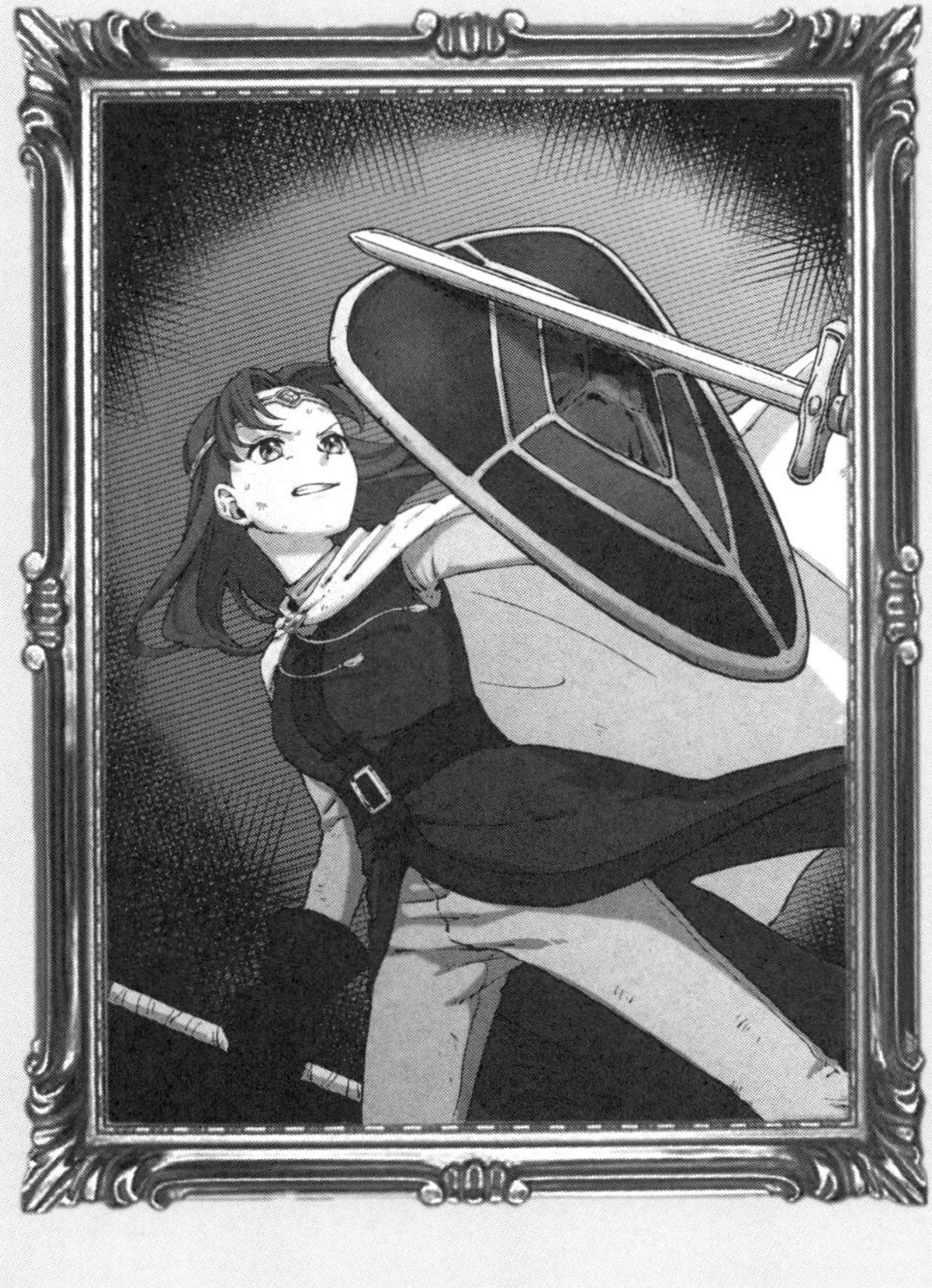

23 再手術を前に

●2017年12月17日 のSNSより

再手術は12月23日来週の土曜日に決まりました。

また**再手術という新たなチャレンジ**がやってきました。

今度は胸の筋肉の切除があり、半年後に再建再手術。抗がん剤は1月から。

がんサバイバーの人に教えてもらいました。「一般的に再手術というと、もうがんの末期で終わりだな的に思う人もいますが(笑)、がんは数年かけて数度の手術って結構あるんですよ」と。

なるほど。ということは、心理カウンセラーとしてせっかく?がんになったのだから、元気になる前にいろいろ経験しておきなさいよ!ということなんだなあ、と。とにかくそうして、いろいろ学びながら、今できることをやっていくしかないですね。

●2017年12月20日 のSNSより

今朝も朝から、アロマと音楽のリラックスルーティンをして、朝ごはんをつくって、少し運動もして……。運動も食事も、もちろんリラックスも治療のうち。と思うと、やることが結構あって忙しい。ああ、のんびりするのも治療のうち（笑）！

土曜日の再手術まであと3日なのに、体調イマイチ。風邪ひいたかな？ 内科の病院行こうかな？

がんという病気は、知れば知るほど不思議です。生活習慣がよくても悪くてもなる人はなる。だけどいいにこしたことはない。標準治療は必要だけど、身体のだるさや痛みなど、不定愁訴は東洋医学的なものもいいらしい。

せっかくなので、**いろいろ話を聞いて、いろいろやってみて、そしてやれることを一つ、一つ、身体を通した経験値として財産にしていこう**と思う。

たった一ついえることは、ストレスはかなりの割合で身体にダメージを受けるということ。プロ意識の低い仕事や、礼儀にかけた振る舞いはやっぱり、しんどくなりますね。

好景気で新卒の学生たちは売り手市場。にもかかわらず、メンタル不調で辞める人が多いということを聞き、やっぱり、**大切なのはストレス耐性。**

私も普段は、ストレス耐性があるほうだと思うけれど、病気になってからのストレスとのつき合い方はまた、変えていく必要があるんだろうな、と感じ始めるこの頃。まだまだ悩みながら、試行錯誤の真っただ中です。

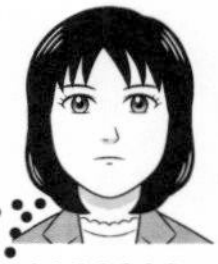

ポイント23

手術前にはやっぱり逃げたくなる。でも、逃げても何も解決しないから、とりあえずここに留まる。勇気も前向きな気持ちもいらなくて、ただ逃げないことがとても大切。人生と似ているかも。

24 再手術無事終了

●2017年12月23日のSNSより

再手術無事終了。

午後からかと思ったら午前中に、しかも手術は30分で終わりました。癒やしの音源もアロマも準備してきたのに。

体調がよいなら日帰りしても大丈夫ということなので、もう退院しちゃえー!と、夕方退院します。お腹すいたから家でおいしいものを食べたい（笑）。

麻酔がきれて、つらい痛みはこれから。胸に管はついたままなので、さすがにしばらく外出できず。男の傷は勲章だ!と言ったのは、キャプテンハーロックでしたか？　女だって生きてる勲章さ（笑）。

人が生きていくうえでつく傷は、生きのびた勲章でしょう。誇りに思うことすらあれ、自分の価値など下がらない。私はがん経験者で、手術して生きのびた傷は、やはり勲章

です。そして「命の入れものである身体」は大切な戦友になります。

今日からアイディアでは、無料の電話カウンセリングがスタートします。クリスマスに、孤独に悩む人が少しでも少なくなるように、心理カウンセラーたちが輝きます！　まわりに悩んでいる人がいたら、ぜひ教えてあげてくださいね。

世の中はクリスマス。だけど私のように、病院で過ごす人や、被災地の仮設住宅で過ごす人もいる。そんな人たちが少しでも優しい気持ちになれるように、どこにいても、私も同じ気持ちで電話カウンセリングに気持ちで参加します。

今日も頑張ってくれる仲間に感謝。

●2017年12月24日のSNSより

再手術、リハビリ1日目。

胸の傷跡は、痛いというよりジンジン熱くて夜中に目が覚めます。胸には管が入っているので寝返りを打てず。だけど病気で熟睡できないことにも最近は慣れてきて、つらくて目覚めたら、お水飲んで、コミック読んで神経を緩くしてまた寝る。お仕事でお休みをいただいていると、そんなふうに優しくできる時間がいいですね。もうスタッフに感謝しかない。

クリスマスは病院が少し暇になるらしく、私もそれを狙っての再手術でした。仕事で現場も少ない年末年始はいいタイミングなのです。だけど、クリスマスに手術なんてかわいそうって思う人もいるのかな？


昨日、手術の麻酔から覚め、病院の待機室で「今日、帰ったらどんなおいしいものを食べようかなぁ」と、退院を控えて家族とワクワク話をしていたとき、カーテンで仕切られた隣のベッドでは、どうやら私よりも先に退院する女性の嗚き声。なんだかつらそうで、たいへんそう。看護師さんや医師も優しく話をしているみたいだけど、つらそうな様子が伝わる。

でも、どうやらご主人も迎えにきてくれるみたいだし、今日退院できるんだし、再手術をしている私よりも、たぶん大丈夫なんじゃないかと思うんだけど……（もちろん詳細は聞こえません）。

だけどつらいんだよね。悲しいんだよね。きっと、自分に起こったことや、いろいろなことが受け入れられなくて、パニクってたいへんなんだよね。

ベッドのカーテンを開けて、よかったら話聞きましょうか？と言いたくなるのをぐっとこらえました。いくら心理カウンセラーとはいえ、それではあまりに怪しい人になってしまうから。心にそっと寄り添いたい。大丈夫だよ、って手を握りたい。どんなにつらい状況でも、私たち、まだ生きてるんだから。

「何もしなくても私は健康で病気しない」と自慢する人もいるし、私みたいにいろいろ気遣っているのに、子どもの頃から病気の百貨店みたいな人もいます。だけどそんな**遺伝子の力だけで、人の幸不幸は、変わらない。**やっぱり**どんな状況になっても、自分の「心」が幸不幸のものさしになる。**それが心理を学んだ一番素晴らしい教えだと私は確信している。

病気では、その痛みのたいへんさや恐怖もあるけれど、**一番怖いのは、自分は価値がない人間だと思ってしまったり、不幸でどうしようもない人生だと思ってしまったりすること。「なんで私がこんな目に!?」という言葉は、言えば言うほど自分で自分を追い込んでしまう。**それよりも「まあ、国民の2人に1人はがんになるから」と受け止めて、「がん患者になっても私の価値が変わるわけじゃない」と、さらりと過ごしたほうがいい。

我が家では、普段買い物などしたこともない夫が、昨日は食事の買い物ついでに、イチゴのケーキを買ってきてくれた。サンタもヒイラギもついていない。

「これはクリスマスケーキじゃなく、単なるショートケーキだよ」と思わず爆笑した。そして、優しさに心からありがとうって思った。

アイディアヒューマンサポートサービスの全拠点で、無料のお電話カウンセリングが始まっています。泣いていた彼女、家族とクリスマスケーキ食べたかな？

彼女のような人に、届いてほしい、心理カウンセラーの無料相談。

早く元気になって、私もアイディアに行ってお電話かけしたいなー。

そう願いながら過ごすクリスマスイブ。

2017年12月27日 のSNSより

朝目覚めてから、身体に聞く。どこが疲れてる？ 今日はどうする？ 何ができる？ アロマを焚きながら、自分で録音したフルのイメージトレーニングを聞きます。身体からのメッセージは目が疲れているようなので、首と目を温めながら、10分イメトレすると頭がスッキリ。

朝の時間は今までにないくらい優しくて充実しています。そのままウォーキングを兼ねて、アイディアに出勤。頑張っている皆に挨拶をして自分のスケジュールを組み立てる。

乳がんになってからは、生活のすべてを「治療」の観点で見ています。

寝るもの治療だし、食べるのも治療的にいいものを。運動はたいへんだけど大切な治療的なもの。その延長線で、私の場合は仕事も治療。そして、ゆったりリラックスすることは、治療的と言うよりも、今や日常の中の当たり前のルーティンになりました。


今日ものんびりした気持ちで、しっかりとお仕事しよう。何よりも充実感ある自己表現の時間。ストレスを溜めないように深呼吸を心がけて。

最近は、前より笑顔が多くなったかもしれません。だって、笑うのも心と身体の健康にとてもいいんですからね！

２０１７年もあと５日。よい一日になりますように！

●２０１７年12月31日 のSNSより

自宅で大晦日。

街の雑踏も、喧騒もなく、静かに過ごしている時間。体調整え中です。

毎年、来年は大きく成長することを自分に約束する12月31日ですが、今年はさらに感慨深い年越しになりました。

成長することや前進することだけが幸せな人生とは思わないけれど、やっぱり自分の質として仕事との新しい出会いが、いつもやりがいになるようです。病気になっても、今までの人生をほんの少しも後悔していないし、人生をやり直せるとしても、やっぱり心理カウンセラーとして同じような人生を歩いていきたいと思えています。

がんという病気は私にとっていろんな気づきをくれる体験。もちろんしんどいのはキツイけど、**病気のしんどさではなく、治療のしんどさにはまだやれることがある。治療の向こうには希望があるから、頑張れる**と思っているのです。

やっぱり**人生ってメンタルでできている。**希望を捨てないことの本当の意味をかみしめた一年でもありました。

身体の痛みや病のつらさと、今なお向かい合いながらの年越しは、これからの自分をさらによりよくするために、時には甘えたり、わがままであったり、頑張らなくて何もしなくてよい！

という時間をつくったり、そんなたくさんの豊かな時間を過ごさせていただいています。

スマホに入っている今年の写真を見返しているとたくさんの方々と笑顔でいる自分が見えます。

幸せな1年だったなぁー。よかったねーと、改めて自分をなでなでしてあげたい（笑）。本当にたくさんの方々に応援してもらった1年でした。

2月から始まる抗がん剤治療で、来年は本格的な闘病の1年になります。そして闘病と復活の1年にしたいと思います。

壮絶な体験をして復活したとき、何か今までより、よくなる人生を手に入れているように。

自分なりに、仕事と仲間とそして何より自分の人生に誠実に生きていきたいと思っています。

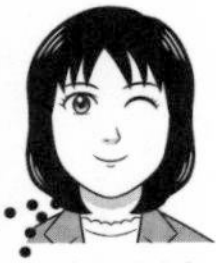

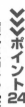

ポイント24

病気は痛みや恐怖もあるけど、一番怖いのは、自分は価値がない人間だと思ってしまったり、不幸でどうしようもない人生だと思ってしまうこと。

「がんになった」だけで、自分の価値は何も変わらないのです。

25 抗がん剤治療の選択

2018年1月24日 のSNSより

うーむ、悩ましい……。

抗がん剤治療、いろいろあるらしい。私の場合は、点滴をしてもいいし、しなくてもいいし、マックス完璧な治療を目指すならすべきだし……。

飲み薬というのもあるし、できるならそっちにしたいけど……。

もちろん、何をすれば完璧に安全というのはないから、悩ましい。

いつもは即断即決で決める私が、少しだけ時間をおいて考えることにした。

レセプター治療はすぐに開始するし、ホルモン療法も10年だけど、ちゃんとやりきろうと思っている。

あとは抗がん剤治療のセレクトだけ。

仕事もわりと目を離せない局面も多い。ゆっくりしたいけど、仕事は生き物だから目を離すと枯れたり、悪いものが増殖したりする。のんびりと抗がん剤治療を受けながら、南の島で、寝たきり生活をエンジョイするには、残念ながらまだ私は若くて、現役すぎるのか（笑）？

悩ましい、悩ましい、悩ましい。

そんな気分の今日でした（笑）

●2018年2月6日のSNSより

ハーセプチンというのだそうです。

抗がん剤、ホルモン療法に続く、第三の柱となるがん治療法だそうです。

「副作用はないですよ」の言葉で気軽に臨んだのですが、点滴が始まってすぐに激痛の頭痛から始まり、吐き気、人生で初めて味わうほどの壮絶な寒気。寒いとかそんな体感すら感じないのに、ガタガタ全身の震えが止まらない。何？　何なん？　そんなときは、すぐに看護師さんに声をかけて来てもらいます。**わからない症状が出たら、我慢せずにすぐ聞く。**これ大切だと思います。

第4章

クリスマスに再手術

看護師さんはすぐに来てくれました。

「初回はね、人によって副作用が出るんです」。

なるほど、それを今教えてくださるのですね（笑）。点滴する前に聞きたかったなあ。でもいいんですよ。理由がわかっただけでも安心します。副作用って聞いてなかったら、このまま死ぬかと慌てるくらいすごかったから（笑）。

看護師さんも、お医者様も、皆いい人。心から信頼してます。

副作用でしんどいのは誰のせいでもない。だけど人生で味わったことのない悪寒。インフルエンザの悪寒×5倍くらいの悪寒が1時間続くって感じですね。さすがにびっくりしました。お医者様がすぐに来てくださいました。お薬を担当してくださる若いドクターですが、いつも優しくて丁寧で話しやすい方です。

看護師さんが、2枚も電気毛布をかけてくれて、痛み止めをくれて、点滴が終わってしばらくしたら、ようやく収まってきました。さすがにこの日はタクシーで自宅へ強制送還。うーん、会社に戻りたかったのにぃ（笑）。

まだ、本格的な抗がん剤を使った治療も始まってないのに、これでは……と、ちょっぴり不安にもなりました。

結局、抗がん剤は錠剤で、家で毎日飲むタイプにしました。

「明日はとっても大事な会議があるんです。抗がん剤飲むのは明後日からでいいですか？」とお医者様に聞いたら、「いいよ。しんどくなったら途中で飲まずに休んでもかまわないよ」って。優しいなぁー。

自分がどんな様子になるのかドキドキする。大嫌いな肝試しのスタート地点に立たされている気分（笑）。

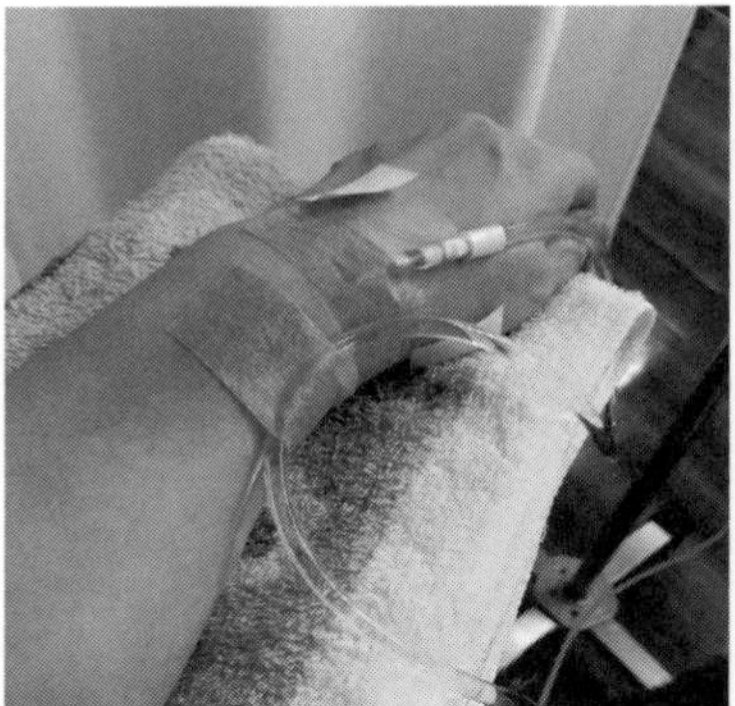

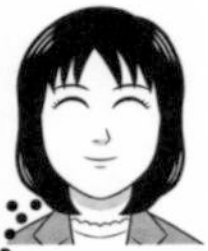

ポイント25

抗がん剤の選択は、自分の生活環境に合わせ、納得のいくものをしっかり考えて選ぶ。

第4章

まとめ

レベル

元気レベル

体力

3

メンタル

5

痛みレベル

7

コマンド

うつむかず
めせんを
さげずに
いたら
あんがい
ふこうじゃない

アイテム

しゅじゅつ
ハーセプチン

すけっと

かぞく

メッセージ

ねんまつねんしは
ゆたかな
じんせいについて
かんがえる

会場アクセス

東京都立産業貿易センター台東館

東京都台東区花川戸2-6-5

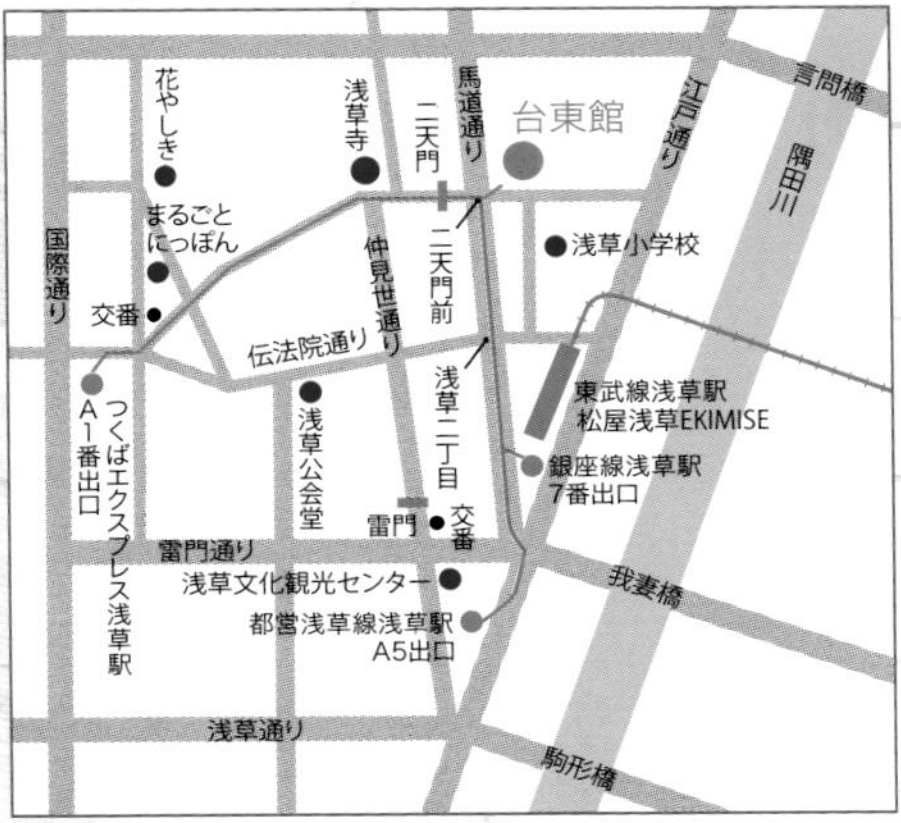

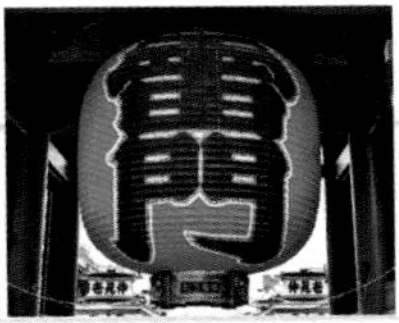

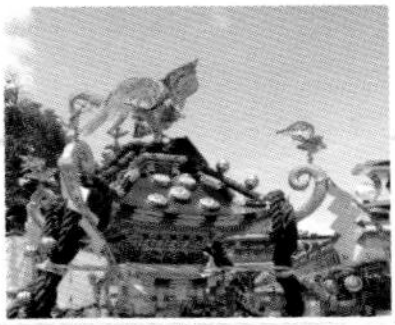

最寄り駅

東京メトロ 銀座線（地下鉄）浅草駅から370m 徒歩5分

東武スカイツリーライン（伊勢崎線）浅草駅から370m 徒歩5分

都営浅草線（地下鉄）浅草駅から500m 徒歩8分

お問合せ

「発見！アロマ＆ハーブEXPO」事務局

E-mail: **expo@bab.co.jp** TEL:03-3469-0135

〒151-0073 東京都渋谷区笹塚1-30-11 中村ビル

（株）BABジャパン『セラピスト』内

アロマハーブ　エキスポ　検索

www.therapylife.jp/expo

LINE

ビューティー・占い・資格と検定…

“マルシェ＆体験型イベント”

買う！体験する！

サロン＆ショップ巡り

会場全体が、アロマ・ハーブ・整体・エステ・ヒーリング・占いなどの、お店やサロンで埋め尽くされます。一流の技を体感し、お値打ち品や限定品を購入できます！

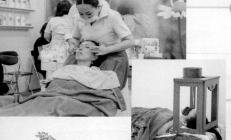

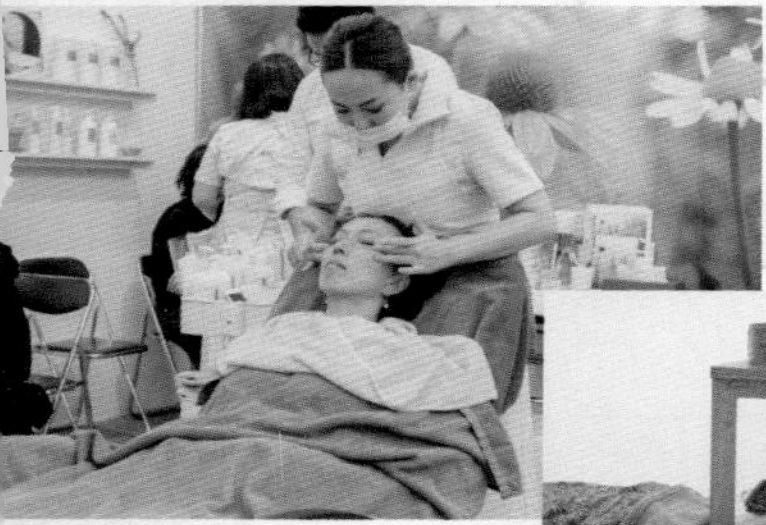

・同・時・開・催・
歳末・クリスマスグランマルシェ

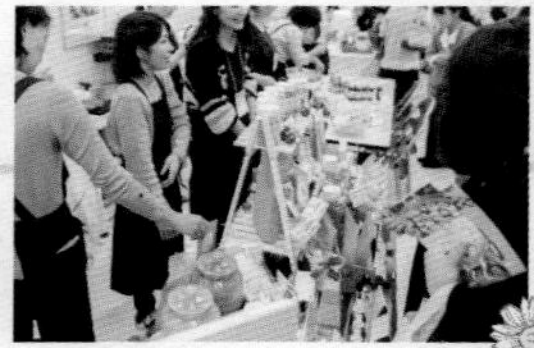

知る！成長する！

資格・検定＆最新トレンド

セラピストが活躍できる場は、サロン以外にもたくさんあります。業界の最新トレンドを知り、新たな資格の情報を取得することで、ビジネスチャンスを！

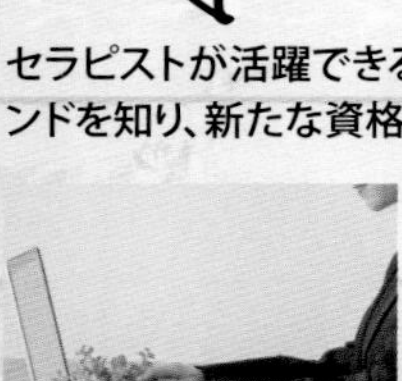

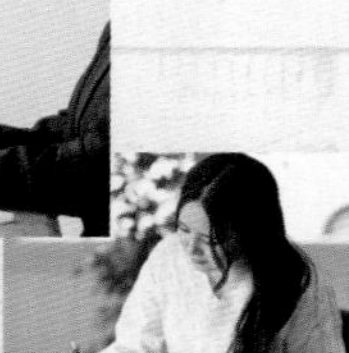

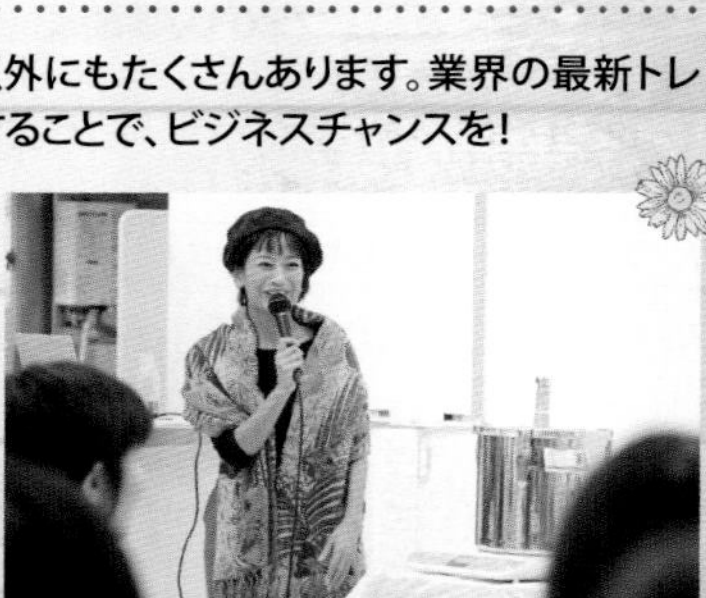

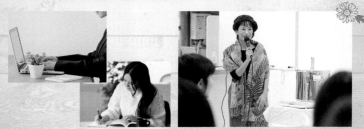

アロマ・ハーブ・ヒーリング・
“サロン巡り”を体感できる

学ぶ! 楽しむ!

セラピー&ワークショップ

一流の講師陣が業界・団体の垣根を超え、多数登壇! 手技力アップのセミナーから、メディカル・美容講座まで、たっぷり2日間に渡り学びの場をご用意します。

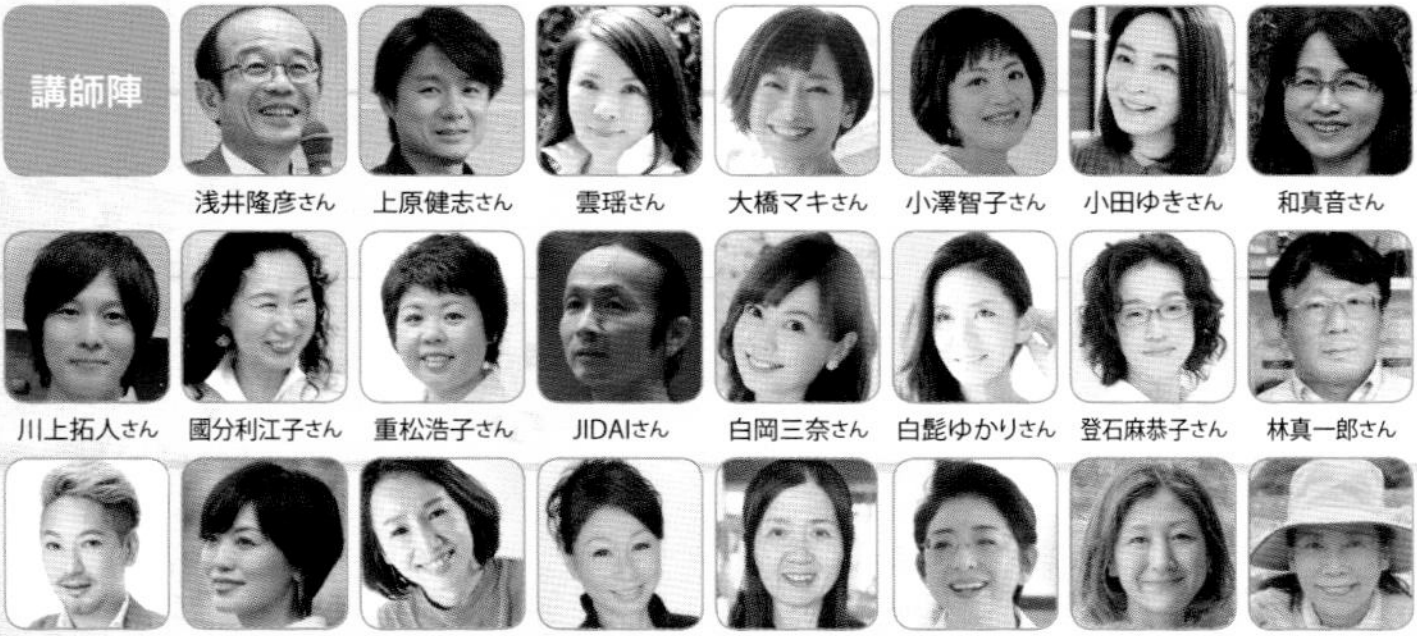

2021年8月1日現在。最新の情報は、ホームページをご覧ください。

見つける! 出合う!

仕事&粧材を発見!

セラピストとサロン、商品とバイヤーなど、さまざまなマッチングの場を提供します。新たな事業展開やメソッドの普及の大きな一歩に!

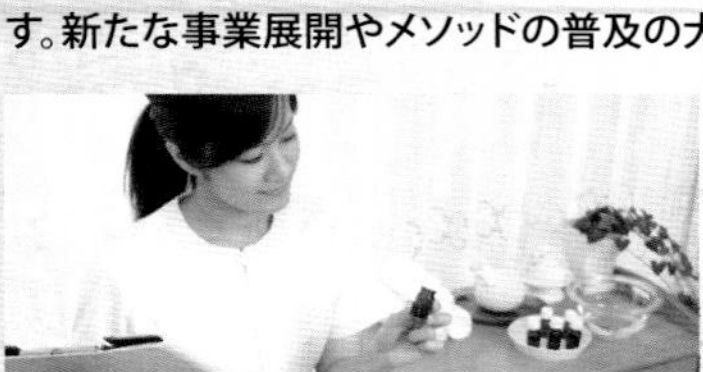

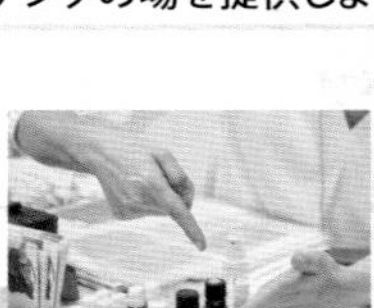

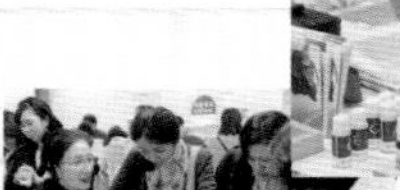

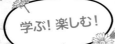

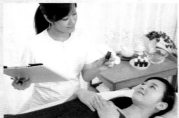

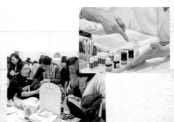

第5章

最大の難関！
抗がん剤治療

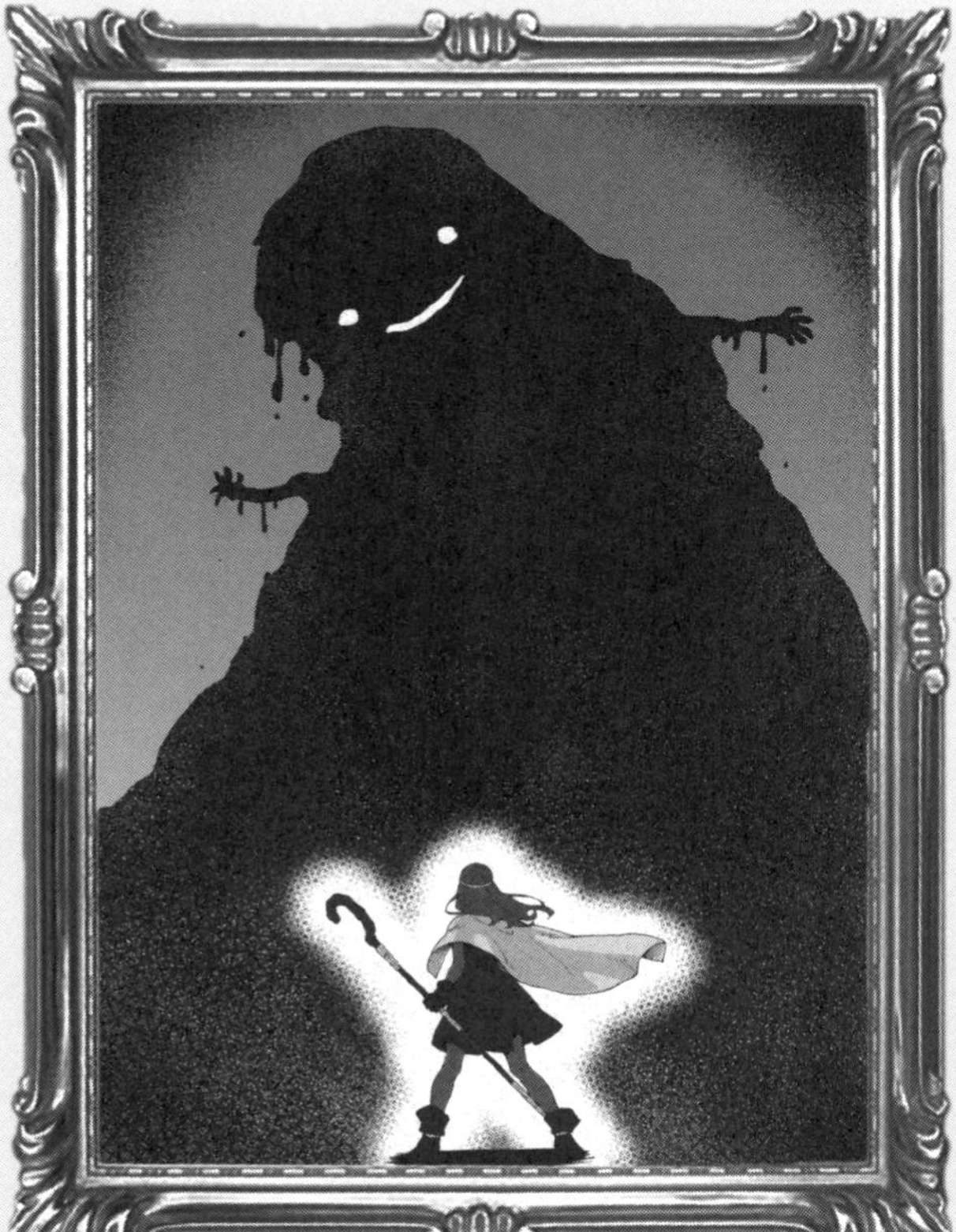

26 抗がん剤治療開始

2018年2月8日のSNSより

髪！　切りました(^^)

今日からいよいよ抗がん剤治療のスタートです。もうドキドキ！

昨年からずっと体調が悪かった私は、今やすっかり「疲労感恐怖症」になっていて、とにかくだるいとか、疲れる！がとても怖いのです。

抗がん剤治療といえば、通常は点滴が多いようです。3週間に1回点滴をする。そうすると、髪が抜けたり、吐き気がしたりして、それを定期的に繰り返していくのが抗がん剤治療の一般的なもののようです。

私の場合は、転移がほとんどなかったということもあり（それでも全くないというわけではありませんでした）、点滴よりも軽めの錠剤でいいのではないかというのが医師の判断。副作用も点滴と比べると軽いといわれています。なぜなら、3週間に1回打たれる点滴は、がん細胞をやっつけるために抗がん剤の成分量も多いのです。それはがん細胞をやっつけてくれると同時に、正常な細胞にもダメージを与えていくというものです。

それに対して錠剤の場合は、点滴1回分の量を20日分程度に振り分けています。抗がん剤が少しずつ身体に取り込まれるので、1回の服用で身体が受けるダメージは、点滴ほど大きくないといわれています。

だけど、1か月経ち、2か月、3か月……と積み重なっていくうちに、どんどん身体に溜まってくる。抗がん剤は溜まるほどに症状がつらくなるとも聞きました。1錠飲んだところで副作用はすぐには出ないけれど、それがいったいどのぐらい蓄積すると、どんな症状が出るのか。自分の身体もわからない、未知なことがたくさん続いているという状況です。

特にセカンドオピニオンを受ける前の最初の病院では、「抗がん剤治療中は、半年間家で寝たきり。吐き続ける」と言われました。

今の病院になって、かなり安心感は増しました。しかも点滴から錠剤になって、かなり恐怖は和らいだけど、「副作用で手足が腫れる、口内炎、高熱の可能性も」などと言われると、看護師さんの説明を聞いているだけで、怖いイメージができすぎて、逆プラシーボ（にせ薬）効果が出そうです（笑）。

髪は抜けるかどうかわからないけれど、どちらにしてもせっかくだから短くしていろんな髪型を楽しもうと画策。そしてせっかくなら、自分の地毛でウィッグをつくろうと思って、20㎝切りました。

こういうとき、**私はいつも悪いほうを想定して準備をしておきます。**ポジティブや前向きの考え方の定義を間違っている人が、実は結構いるのです。

それは、**「たぶん大丈夫」とか、「きっと私は大丈夫」など、前向きの考え方が間違っているという**ことです。その場合やってくる現実が、その「たぶん大丈夫」と思っていることよりもはるかにひどかった場合、そこでショックを受けたり、急に落ち込んだりします。

しっかりと自分自身が軸を持って考えておくことはとても大切です。そのためにはまず、**一番ひどい状態になったとしても、そこで折れない心を持っておく。**このストレス耐性がとても大事だと思うのです。

だから、髪は抜けるかもしれないし、抜けないかもしれない。けれど、抜けたとしてもそこでショックを受けないように、事前に準備をしておきます。私の場合は髪を短く切り、自分の髪でウィッグをつくりました。そうすれば、そのウィッグをつけて仕事場にも行けるかもしれません。これ以外にも、家で髪の毛が抜けたときにショックを受けすぎないように、かわいいシャワーキャップを何種類も買いました。

ハゲてもかわいい自分でいられたら、心が折れない。髪が抜けるのを楽しみにしているとまではいいませんが、抜けても大丈夫なように、**自分の中で小さな楽しみをたくさんつくっておきます。**自分自身がひどいことになっても、折れない心というのを持ち続けるという意味では、とても大切だと思います。

かわいいシャワーキャップなんて、今まで買ったことはありませんが、小人のとんがり帽子みたいなものや、かわいいフリフリのピンクのぶりっ子タイプのものまで、この機会をいろいろと楽しんで、通販で買ってみました。

「自分の地毛でウィッグをつくれば、今使わなくても将来使えるわよ！」といつもの美容師さん。なるほど、おばあちゃんになったときのためですね。こんな機会でもないとウィッグをつくらないだろうから、美容師さんにお任せすることにしました。

今日はお休みをいただき、先輩に声をかけていただいて、整体にご一緒させていただきました。片方の胸を切っているために、もう片方だけで荷物を持っていたのでバランスを崩していたらしく、腰が痛くなっていたので、一つ一つメンテナンスです。先輩、本当に感謝です！

心も身体も、たくさんの人に生かされている。いよいよ抗がん剤スタート！　さてさて、どんな自分が飛び出しますやら（笑）。

お仕事は明日からまた通常どおりです。

●2018年2月9日のSNSより

私の中に今ある気持ちは「恐怖」。

抗がん剤治療の副作用がどうなるかわからないことへの怖さが、私を落ち着かなくしている。

分析↓なぜ怖いのか？　体験したことがないから、わからない怖さ。逃げられない怖さ。

そして↓だけど、ネガティブな感情は、場合によってはうまく使えるはず。

つまり**「恐怖」は、行動を起こすために利用できる感情**なんですよね。

恐怖はそこから逃げるための強い行動に結びつくはず、ではどうすれば？

結論→怖い、逃げたい！ でも逃げられない！ であれば、どーする？ の答えで、私が今朝見つけたもの。

1. 怖いならば、今までやれなかったことをやりきるきっかけにする

苦手なストレッチや緩い筋トレ、お散歩をする。過剰に反応しすぎないように気をつけながら、恐怖を苦手克服のきっかけにする。今朝はいつもよりも丁寧に身体をほぐしました。この習慣は続けよう(^^)

2. 好きなことで頭を紛らわせる！

私の場合は間違いなくお仕事！ いつもどおりにお仕事をすることが、一番の特効薬になる。

3. 詳しく記録する

お薬の副作用を記入するノートをもらったので、そこに「食事」「運動」「入浴」などを勝手に追加し（笑）、どんな生活状態のときにどんな副作用が出るかを検証する。細かく気にしすぎず、いたわるきっかけにする。また、運動や食事の習慣をつくるメンタルトレーニング的なものにする。

●2018年2月10日のSNSより

私の抗がん剤のお薬は「ゼローダ」というものです。私の好きなアニメ「宇宙戦艦ヤマト」の中の敵役に「ズォーダ大帝」というのがいて、ちょっと似てる？　似てない？（笑）そんな馬鹿なことを考えながら、ズォーダ、いえゼローダに負けないように今日も闘うイメージです。

今日で3日目ですが、なんとなく、ゼローダの攻撃パターンがわかってきました（笑）。だるいというより、眠いんですよね。強い風邪薬を飲んだときのあの感じ。眠くてふわふわする。ゆったりとリラックスして寝て過ごせば、そんなにつらい攻撃じゃないんです。

もちろん、1か月くらい経過したら、もっと蓄積された副作用も出てくるんでしょうけど。

あまり深刻になりすぎず、毎日優しく身体を労《いたわ》ろう。

恐怖はすっかり消えてきました。

2018年2月12日

1日の流れは、というと……。

朝起きて、いつものようにリラックスしてイメージトレーニングの音楽を聞きながらアロマを焚いて、お日様の光を浴びてストレッチ。お風呂に入り、ゆっくりとデスクワークをしているとお腹がすいてくるので、朝ご飯は野菜のスープか野菜納豆炒め。そのあと抗がん剤ゼローダ4錠を飲みます。

飲んでしばらくすると、なんとなくふわふわしてきて眠くなったりしますが、お仕事モードにスイッチが入ると、そこでぐーっと集中してくる。するとよくお腹がすく。わかりやすい。そんなときはしっかりお昼を食べれば、エネルギーが湧いてくる。私の食欲とお仕事モードは比例しているみたいです（笑）

だけどお仕事中も、だるくてお仕事できないということはなく、あまりに眠いと少しコーヒーを飲んだりはしますが、基本はノンカフェインで、前よりずっと健康的な飲食をしています。

夕方になると、薬が落ち着いてくるのか？ ふわふわも抜けて、集中力、絶好調！

ここで難しいお仕事をするのは適切かも。

そして、軽く夕食をさらっと食べます。

ここで無理せず、夜は早めに帰ってまた、リラックスルーティン。

ココでガシガシ仕事しちゃうと、つい盛り上がって夜更かしになるので、業務整理だけきちんとやってあとは朝にまわします。

お風呂に入って身体を温めたあとに、抗がん剤4錠を飲みます。

そのまま早めにベッドに入り、少し本を読んだり、イメージトレーニングをしたりします。

抗がん剤が効いてきて、ふわふわして身体がだるくなってきたら、そのまま睡眠剤代わりに電気を消して眠りにつきます。

眠りに落ちるときにネガティブなことを考えないこと、仕事のことを考えてアドレナリンを出さないこと。

これで朝までぐっすり眠れる。

仕事は忙しい。気が抜けない。どんどん大型の案件が決まる。それはたいへんなことじゃなくてとても幸せなこと。

「やらなきゃ！」が口癖だった私が「いける、いける」と笑顔で話せるようになったのは、本当にまわりの人たちのたくさんのお気持ちに支えられていることを実感したからです。

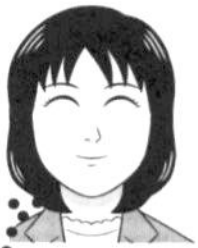

ポイント26
怖いのは当たり前。怖くてもいい、ちゃんとそれを自分自身が理解して、自分を優しくケアしてあげる。

27 抗がん剤治療薬に名前をつける

抗がん剤はとても不思議です。普通、病気である身体に薬が入ってくると、症状が楽になったり、つらさを緩和してくれたりするのが、今までの薬の概念ですよね。

けれども、この抗がん剤というのは、飲めば飲むほど身体がきつくなっていく。実際にはがんの痛みや苦しさがあるわけではないので、抗がん剤によってむしろしんどさや苦しさが増していく。**今までの薬という概念とは真逆で、これが私たちに少し混乱を起こしている**ような気がします。

ゼローダという名前の抗がん剤は、飲めば飲むほどだんだん体内に蓄積されて、私の身体にはよくない症状が出てきます。けれど考えてみれば、このゼローダくんは身体中に無数に飛び散っているかもしれない私のがんの、小さな小さながん予備軍みたいなものをしっかりとやっつけてくれているのです。そして、今以上がんが転移しないように、転移しても広がっていかないようにしてくれている、実は正義の味方のはずなんですよね。

そこで自分がいやだなと思いながらこの抗がん剤を受け入れるのではなくて、自分の何か好きなもの、自分を助けてくれるものというふうに、考え方を変えてみたらいいのかなと思いました。そこでこの抗がん剤に「ゆきちゃん」という名前をつけました。ゆきちゃんは私の大好きなアニメに出てくる、頭がよくてとってもかわいいヒロインの名前、「森雪」から取りました。抗がん剤はとても白い錠剤だったので、ゆきちゃんと名前をつけて、逆に今までよりももっと違う感じで、抗がん剤を飲んでみることにしました。毎日飲むたびに「ゆきちゃんよろしくね」「ゆきちゃん助けてね」と声をかけながら飲んでみることにしたのです。それで身体のしんどさが何か変わるのかといえば、そんなことはありません。

けれど、しんどいことがずっと続くと、ついついもうやめたくなったり、飲むのを躊躇したり、口にお薬を含むことに恐怖心が出てきたりするのが、人間の常です。**なので「ゆきちゃんよろしくね」と声をかけて、そして頑張って今日もゴクッと薬を飲む。**これが今の私の、一番の大切なお仕事なのです。

さて、半年の抗がん剤治療、2か月でようやく3分の1が過ぎました。残りあと4か月。今日からまたゼローダ抗がん剤ゆきちゃん再開です。

抗がん剤にはホルモンを抑える薬も入っているとのことで、体調不良もありますが、痛みなどはないから平気、仕事もできるからいいや！とスルーする。この鈍感力は自分を助けてくれます（笑）。調子の悪いところばかり指折り数えていたら、それだけで1日時間を潰せますから、**スルーできる不快さはスルーする。**

私の服用する抗がん剤、ゼローダは手足に副作用が出るのが特徴のようで、指先の皮がめくれたり、黒ずんだりするようです。それならば！ということで、黒ずみ対策で久々にネイルをしてみました。

病気になる前は、お店でネイルをしていたのですが、お店では爪を削るのですよね。それがいやなので、お店に行かずに自分でしてみました。ネイルってやらない人から見たら、なんでそんなめんどうなことするの？と思われるかもしれませんが、なんとなく身体の細部に意識を向けると、自分を慈しんでいる気がするんですよね。特に病気中はどうしても髪やメイクなどがめんどうになる傾向があるので、そんなときにあえて美容室に行き、ネイルを気遣う。

派手なことではなく、自分の身だしなみを整えることは歳を重ねるうえでは大切なこと。ノーメイクでも、胸を張って（今は片方しか胸はないけど。笑）、街を歩くこと、これすごく大切。病気になっても自分の価値が落ちるわけじゃない。だけど身だしなみを整えないと、なんとなくみじめで悲しくなることもある。だから、**おしゃれをして、たくさん自己肯定感を上げる努力をする**のだ！

自宅でネイルをするキットを通販で安く揃えてみる。ああ、またこだわりだしてしまう、悪い癖（笑）。

せっかくがんになったのだから、この機会にできることを増やしていきたい。自宅ネイルを楽しもう。合理的なだけでない豊かな時間。身体を慈しむこと。そして、できることを一つ一つ増やしていく。

さて、ゼローダゆきちゃん、また今月3週間よろしくね！　副作用はお手柔らかにね！

今月の健康目標！　足の筋肉が落ちてきたので、たくさん歩く＆筋トレマンスリーにするぞお！

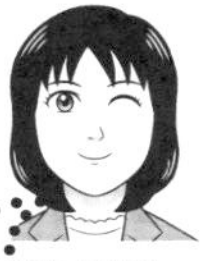

ポイント27

つらい薬には、好きなキャラの名前をつける。

28 さすがに抗がん剤が溜まって疲れてきた

●2018年4月25日 SNSより

今日のお仕事、朝からプランを立ててすごくガンガンやる気だったのに、身体が重くて在宅勤務に切り替えてさせてもらいました。

うーん、なんなのかなぁ？　だるいとも違う。重いんです。頭は動くので電話でパキパキ指示だしつつも、身体だけがなんだか重い。これが抗がん剤ってやつなんですね。でも痛みや苦しみがあるわけではないので、しっかりおつき合いしていきましょう！

そんなんで仕事大丈夫？と思われると思いますが、これが大丈夫なんです。

身体だけ移動させてやればよいので、ちょっと頑張らなきゃのときには、自宅にタクシー呼んで、お仕事の場所まで身体を連れて行く。頭はしっかりしているので、肉体労働でなければ、判断が鈍ったり、頭が働かないことはありません。ときどき、くてっ！と、だらけた姿勢で打ち合わせをしています。あと講座も立ちっぱなしでなければ、これでできたりします。

でも、社内の打ち合わせとか、他のスタッフでお願いできるときにはゆっくり休ませてもらっています。

本当に周囲の方々の理解あっての、がん闘病しながらの私のお仕事。あと、3か月と10日ほど続きます。

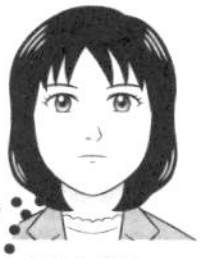

ポイント28

頑張るのではない。「しのぐ」。身体をただ横たえて、あれこれなぐさめながら、今のこの時間をしのげばよい。

29 ついにダウンか!?

●2018年4月28日 のSNSより

ここ数日、調子は悪かった。だけど仕事をやりがいにして、無理せず休みつつ、うまくコントロールできていたのだけれど……。

昨日はついに起き上がれなくて、ダウン！　全く意識がなく、起き上がれなかった。

いくらがんとはいえ、病欠で済むような立場でも仕事でもない。

だから、そのときのアポイントに行けなかったことを、すごくすごく悔やまれて仕方がない。胆のう摘出の手術をしたときですら、段取りしてから入院したのに、当日の病欠なんて本当にありえない！

今の状態、「体調不良」ではなく、おそらく「体調不安定」。

抗がん剤が体内に溜まってきて、ものすごくだるいけど、腕も上がらないくらいつらいときもあれば、座っていれば声も出て頭も動いて、会議に参加できるときもある。

だけど、少し休んだら回復するとか、手術をしたら治るというものでもない。自分の身体が少しずつ、何かがズレて自分のコントロールから外れていくような、まさに「体調不安定」。

やっぱりアシスタントつけて、体調が悪いときは車を手配してもらって、徹底管理だな、これは！　そうして何が何でも、抗がん剤治療の終わるあと3か月間は、二度と体調を理由に迷惑をかけないように、しっかりと管理をして責務を果たしていく、そう決意しました。

自分で自分を許せないような過ごし方はしたくない。**がんを理由にできない理由を並べるのではなく、がんだからこそ仕組みを改善したり、よりいい仕事をする。**

改めてそう決めました。

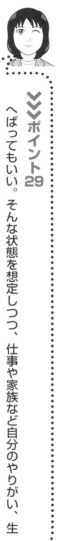

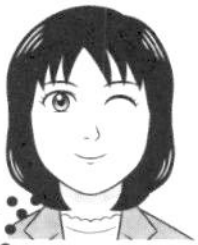

ポイント29
へばってもいい。そんな状態を想定しつつ、仕事や家族など自分のやりがい、生きがいを続けるために、明るくさわやかにSOSを出す。

30 いよいよダウン

●2018年5月5日 のSNSより

これでカツラ!?
注文していたウィッグができました！
これでカツラ?と思うでしょう?

地毛でつくったからか、装着すると、自分のヘアスタイルと全く変わらない。

すごいなぁー。最近の技術。

今、切った髪を寄付するボランティアも話題ですが、**私がおすすめなのは、自分の地毛で1着ウィッグをつくっておくこと。**もちろん、お金もかかるし、がんになる前は全くそんな気にならない人がほとんどだとは思いますが、日本人の2人に1人はがんになる時代。がんが見つかって抗がん剤治療が始まるまで、髪が伸びるわけでもないので、いざというときの保険代わりには大切だなあーと思いました。

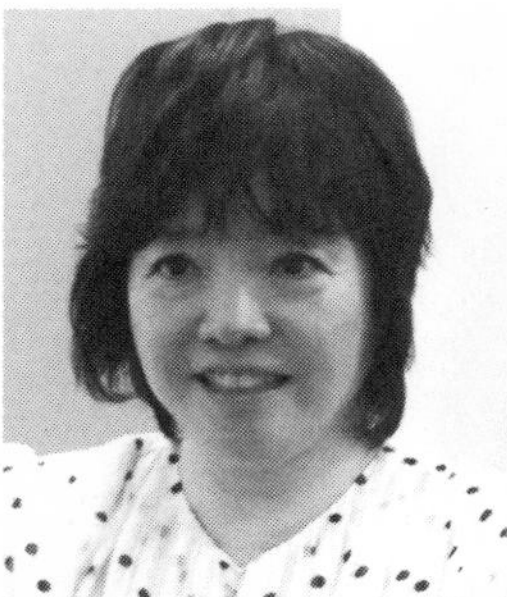

結局、私の抗がん剤ゼローダでは髪は抜けなかったけど、いつも将来を見据えて、いろいろ準備しておく。それはウィッグのことだけではなく、がんの治療すべてにおいて大事なのではないかと思います。

抗がん剤はしんどいからね、こんなことやってもむだ！と思いたい気持ちもわかるけど、ここ、頑張るところです。

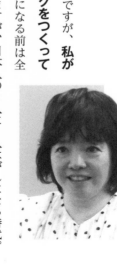

だけど、その人の考えや抗がん剤の副作用やすべてのバランスで、自分で治療を選ぶことが

一番大切。お医者様に納得するまで聞くことは聞いて、自分で選んでいくことです。**悩んで、迷って、それでも最後は自分で選ぶ。**たいへんだけど大切なんだよねー。心配しすぎず、だけど、間違った楽観主義は結局、身を滅ぼすことになりかねないので、それはいましめつつ、治療に向かいます。

2018年5月7日

抗がん剤が身体にもずいぶん溜まって順調に？副作用も出ていますねえ。正直、あと3か月も継続できる気がしないです（笑）。とりあえずいけるとこまで行く！って感じかなぁ。

体力の衰えとともに運動ができなくなりつつあり、筋力も落ち、なんとか食欲はあるのですが、脂肪が増えると肝臓に負担がかかる、という悪循環。今月はそれをどこまで改善できるか、チャレンジしてみます。食事と運動ですが、病気しつつの生活改善は、なかなかハードルが高いです。

何はともあれ、基本はメンタル！ 気持ちが落ちないように盛り上げていかないと！

最近よくお花屋さんに行くようになり、昨日はきれいな紫の花を買いました。「都忘れ～江戸紫～」という名前。

可憐な小花にぴったりな、なんだか切ない名前だなと思っていたら、素敵な歌がありました。

「いかにして契りおきけむ白菊を都忘れと名づくるも憂し。歌、順徳上皇」

どうやら「花があまりに美し過ぎて都に帰るのを忘れてしまう」というのが名前の由来みたいです。え？　そんな情熱的な名前なの？と驚きました（笑）。

小さな花にもちゃんと歴史と名前があるように、私も小さな活動でも一つ一つ、ちゃんと意味を感じられるようにお仕事したいな、と改めて感じました。

仕事は単に生活のための糧じゃない。自分がこの時代にここに存在していたことの証だと思っています。


これからの季節のラベンダーや都忘れのお花にちなんで、濃い色のネイルをして、抗がん剤でくすんだ指先を優しく彩ってみました。指の間の色が濃くなってるのわかりますか？

これがゼローダの副作用。

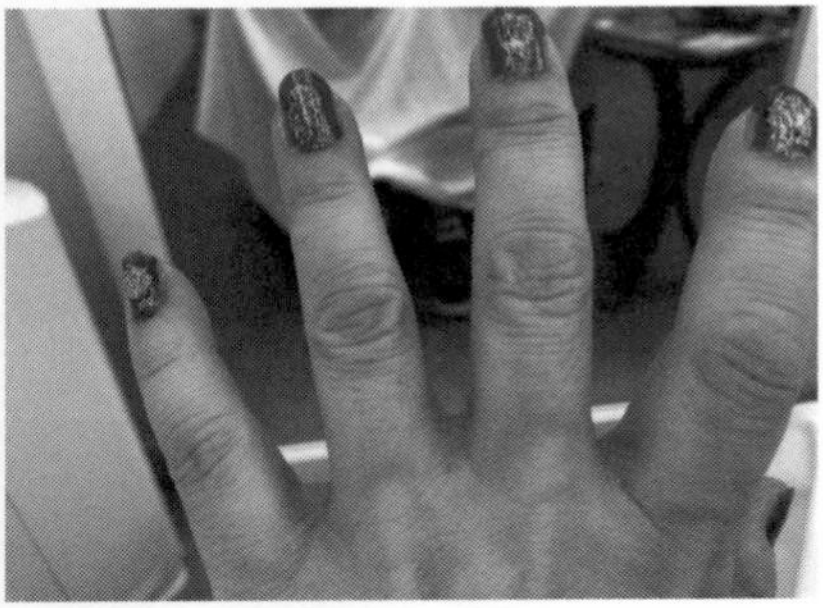

病気になると、どうしてもおしゃれをする気持ちにならなくなってきます。スカートよりもゆったりとしたパンツがいいし、身体を締めつけたりするのはいやです。

だけど実際には少し自分の好きなものを身につけたり、おしゃれすることで、気持ちを高めてあげるというのも、実はとても大切なことなんですよね。無理せず、ごてごてと飾り立てるのではなくて、**自分を優しく包み込むように、おしゃれをする。**これとってても大切なことです。

ネイルも普通のネイルだけではなくて、最近は、自然由来の原料からつくった、鮮やかな発色のネイルが売られています。抗がん剤に犯されてすっかり色も変わり、つらくなってしまった私の指先に、そういった身体に優しい自然の色料からつくったネイルを少し差してあげます。そうすれば、自分の身体がだんだんとくたびれてきたり、様子が変わってくることにがっかりせず、優しく慈しみの気持ちを向けることができます。この気持ちが大切なのだと思うのです。

「よしよし、頑張れ！　私の指、私の手、私の足」と語りかけながら、先輩からいただいたパウダーで優しく洗ってラベンダーのオイルで保湿しています。

よし、よし、頑張れ、私の身体！

●2018年5月10日 のSNSより

5月のハーセプチン。

ゆきちゃんことゼローダ抗がん剤の副作用が順調？で、手足の皮膚が痛く、大好きだったお風呂に入れず、シャワー生活。

毎日、手足の皮がふわふわ剥けてきて、なんだか脱皮する生き物みたいになってきました（笑）。薬の説明書にのっているとおりの副作用で面白い。

普通の靴下もつらくなってきたので、いろいろ探したところ、100％コットンのくつ下がとても楽なことに気づきました。今までくつ下なんて、安くてかわいければいいと思っていましたが、がんのときに選ぶものは、治ってからもきっと身体にいいものだと思って、少しだけ高めでも、迷わずいくつか揃えてみました。

この抗がん剤の副作用としては、手足の指先などになんとなく抗がん剤が溜まってくるといったようなものでした。たとえば両手の指先の色がちょっとくすんでくるとか、ピリピリするといったもの。足に関しては、たとえば熱いコンクリートの上を裸足で歩くとちょっとピリピリと痛いなと思うような感じがありますよね。お風呂に入ったりするとそういう状態になって、大好きなお風呂に入れないんですよね。これがとてもつらいことです。それでも他の抗がん剤の副作用に比べればきっとずいぶん軽いほうだと思います。だけど人と比べる必要はないし、自分の副作用が軽いからといってそれで気持ちが楽になるわけでもないので、こういうときはとにかく何かと比べたり、悲観もせず楽観もせず、優しく自分を慈しむことしかないですよね。

身体が温められないので、寝るときは腰痛改善に電気の膝掛けを使っていますが、体温調節ができなくて昨日はうまく眠れず、怖い夢を見て目覚めました。うーむ。

だけど朝ウトウトしていると、仕事の新しいイメージがどんどん湧いてきて、慌てて起きてメモしました。身体はふわふわしていますが、気持ちはとっても前向きです。

今日は朝からハーセプチンと診察、そして午後からはＳＮＳカウンセリング協議会のシンポジウムです。朝はのんびりリラックスして患者モード、昼からは背筋を伸ばしてプロフェッショナル心理カウンセラーモードです。

今日見た夢は犯罪を目撃して犯人に殺されかける夢でした。心理学的な夢分析でいうと自分が殺されるのは自己成長を暗示するいい夢。でも殺されてないからまだまだ変わることに抵抗しているのかもしれないなぁ。やっぱり運動や新しい語学など、前からやりたかった新しい勉強を始めよう。

やみくもに無理をしたり、突き進んだりしているのではなく、人生で最高に優しく自分に問いかける。

「今日1日を悔いなく生きるためにはどうしたいの？」

いつも学びたい、成長したい、変わりたい！と答えが出ます。身体はふわふわしてるけど、心は研ぎ澄ました時間。今日もゆっくり頑張ろう！

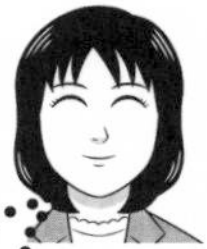

ポイント30

悲嘆もせず、楽観もせず、優しく自分を慈しむ。

31 抗がん剤治療、やるところまでやってみる

2018年5月12日のSNSより

先日病院に行き、様子を聞かれたので、「はい、副作用がたっぷり出てます！」と笑って言うと「まあ、無理しなくてもつらくなったらホルモン療法に切り替えてもいいんだよ」とか「途中でやめるときはいつでも電話くださいね」とお医者様も看護師さんも優しい言葉。抗がん剤ゼローダ、あと、３か月は気合と根性で耐えねば！と思っていたので拍子抜けしました。だけど同時に「頑張れるとこまで頑張ってどうしてもつらくなったら相談します」と、さらに明るい気分になりました。

これがもし、絶対頑張らなきゃダメよ！とか、あなたならできるから頑張れ！とか言われたらきっと追い詰められてつらくなるんだろうな、と。

私もよく、メンタルトレーニングでアスリートたちに言う言葉は、最後まで頑張れ！ではなく「やるだけやってもう無理、倒れる！までやってできなくなったら、棄権すればよい」と言

う言葉です。

だらだらと負け試合をするよりは、倒れるまでやって、倒れたら棄権する！　そう決めて戦う試合で、選手が倒れたことは一度もないのです。皆全力出しきって勝つんですよね。

私の抗がん剤治療は、どこが勝利でどこが正解かわかりません。無理して飲み続けて将来のがんリスクを低くするのが正解なのか？

将来のがんリスクが上がっても身体に負担をかけない適当なところでやめておくのが正解なのか？　きっと誰にもわからない。本人も、お医者様も、わからないですよね。

だから今日決めました。

やるところまでやってみようと。

まあ、どちらにせよ無理だと思ったらやめるしかないのですが、「もう無理だと思い仕方なくやめる」というのと、「やるだけ全力でやって自分で決めてやめる！」というのは、気持ち的に全く違うんですよね。やることは同じでもね。

がんになったときに、最初の病院で言われたのは「治療は自分で決めなければならない」ということ。抗がん剤が始まったら半年間寝たきりです！　それががんという病気です！と言われました。だけどそのときの私は余裕がなくて、「そんなの決められなーい！ 半年も仕事ができないなら、抗がん剤治療なんてしたくない！」とセカンドオピニオンを探して、今の先生にお会いしました。

南雲先生に最初に言われたのは「今すぐに全部決めなくていいんだよ」ということ。まずは手術、それから抗がん剤治療、それが終わったらホルモン療法。抗がん剤ではなく、ホルモン療法のみの場合の再発率なども、きちんと示してくださいました。不思議とすーっと楽になって、そうか、一つ一つそのときに考えて決めていけばいいんだな、と。

今になって自分で治療を決めることの大切さはわかるけれど、**それもがんと向かい合い、命や抗がん剤と向かい合うこの期間があったからこそ。自分の心を育てることができました。**

ゼローダの副作用も最初に聞いたときは、なぜか私にはそんな副作用想像もできないって思ってましたけど、今はそれを受け入れられるし、今度はどんな症状がくるのかな？と未知なる領域にドキドキです。でも不思議と悲しくはならない。

あとは少し優しく自分をケアしてあげて、今日もさっくりゼローダのゆきちゃんを飲んで寝よう。ゆきちゃん、どちらにしても、あともう少し、よろしくね！

●2018年5月20日のSNSより

木曜日、夜寝ているときから、あーそろそろ限界って思っていました。寝ていてもしんどい、身体が抗がん剤で充満していてもう無理！って叫んでいる感じ。手のひらは指が曲がりにくいくらいむくんでいたし、身体も壮絶にだるい。インフルエンザみたいなだるい感じがずーっと続く。ということで、金曜日の朝起きて、抗がん剤一時停止を決めました。

そこから丸3日間、「数日働けません宣言」をして、自宅でひたすら寝て過ごしました。

それ以降は身体と相談して再開。「いっぺんに3週間分を入れる点滴と違って錠剤の抗がん剤は、逃げられるからいいんですよ」。主治医の先生の言葉を、治療が進むにつれて思い出す。

しばし、緊急避難します。その間に大きなお仕事を成し遂げて、また治療に戻ってきます。

抗がん剤は、逃げて休んで、また進んで。抗がん剤治療の後半戦は、さすがの強敵。

逃げつつ癒やしつつ、前進しますね。

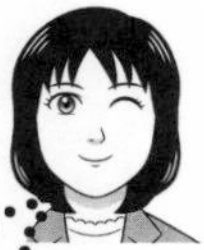

ポイント31

やれるところまでやったら、逃げて休んでまた前進して。そんな緩やかな感じは、私たちを絶望から救ってくれる。

32 私、すごく幸せかも？

2018年5月22日のSNSより

昨日は大阪で、サッカー日本代表の遠藤保仁さんと彰弘さんの心が透き通るような、深くてステキなお話。トークライブを主催させていただき、人間の可能性に震えるくらいに心打たれる。前にお仕事したことのあるテレビ局の女性スタッフの方は、私の病気を気遣ってくれて、忙しいのに顔を見に来てくれて。

スタッフやプロジェクトのメンバーは皆笑顔で盛り上げてくれた。

大阪の実家では、少しうっかりしつつある、それでも元気な母と笑い合って語り合って。寝ようとしてラインを見たら、子どもの頃から憧れていた声優の方からヴォイスメッセージで優しい語りかけの言葉が届いて、私の調子悪いのをおそらくSNSでお知りになってのお心遣い。

あー！ もう限界！ 優しさと温かさで涙があふれてきました。

がんになっても1回も泣かなかったのに。がんを告知されたときも、手術のときも、胸が潰れちゃったときも、別に泣くほどつらいことでもない、淡々とやることをやろう！くらいの気持ちでいられたので、一度も泣くことはなかった。

そんな究極のしんどいときに、本当に私はまわりの人に恵まれていて、慈しまれていて、助けてもらっているなあーとわかった気がしたのです。その優しいヴォイスを聞きながら、うれしくて、うれしくてジーンとしてしまいました。

体調よくないけど幸せ。しんどいけど充実してる。これって本当にすごいこと。

がんになって気づくこと、本当にたくさんある。もちろんならないにこしたことはないし、絶対に再発なんかしたくないけど、それでもこんな状態の中で、幸せだなあと思う日が来るなんて思ってもいませんでした。ありがとうございます。本当に。

この気持ちを心の深いところで未来への力に変えて。今日も、生きるよ！

●2018年5月29日のSNSより

ここのところ、電車に乗れなくなってきました。2週間くらい前から移動はもっぱらタクシーです。

あとですね、大きな音がダメになります。いろいろお世話になっている織田哲郎さんのライブも行けなかったし、大好きな舞台もお断りしてしまいました。しんどいと、エネルギーの強いところに身を置けなくなるんです。舞台好きとしてはそれも残念。映画やテレビは少し大丈夫なのが救いですね。

本当に具合の悪いときはテレビの音もダメになるんです。人間って、弱るとこんな感じなのか？と妙に冷静にいられるものです（笑）。

泣いてもつらいのは和らがないし、人のために無理して笑う必要もないけれど、**1人でいるときに楽観的に笑っているのは心がふわりと軽くなり、痛みが和らぐ。**楽しいことを考えて、大好きなコミックをベッドで少しだけ読んでみよう。

今は眠れないけど疲れてヘロヘロな身体を横たえて、深呼吸しよう。

大丈夫、大丈夫、夏まで頑張れば、きっとまた体調戻ってくるから、と痛む身体に声をかける。

早く、早く、しんどい時間が過ぎますように。ゆっくりゆっくり、1年で一番いい季節の豊かさを味わえますように。今日も心は豊かに生きています。

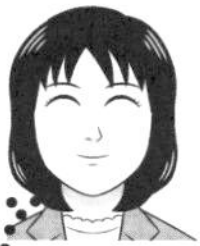

ポイント32

身体がきついときほど、全力で幸せに敏感になろう。感受性ではなく、優しさを感じる力「感優性」を高めていこう。

33 抗がん剤治療、ええっ？　終わり？

2018年6月5日のSNSより

抗がん剤をどうするかを病理の先生に相談してきました。なんと！　抗がん剤これで終わりでもいいんだそう！

え？　終わり？　完了？　マジで？

しばらくお休みしたら、また根性出して再開するつもりだったのに、副作用とのバランスを見て、はっきりともう抗がん剤終了です！と。これからはホルモン剤に切り替えて、毎日1錠、あと10年。乳がんサバイバーの先輩たち同様、長い道のりですね。副作用はもちろんあるのですが、抗がん剤よりも穏やかなようなので、頑張れそうな気がします。

あと、落ち着いたら乳房の再建手術もあります。これはナグモクリニックだから全然心配していません。日帰りでできる手術だそうです。

今日は「ほかにどこかつらいところはないですか？」と聞かれたので「腰が痛い」と訴えたら、理学療法士の方がストレッチを教えてくれました。栄養士の先生や理学療法士の先生、本当にナグモクリニックでは、そういうサポートをする体制がしっかり整っていて、ありがたいがん患者ライフです。体調はまだ戻らないけれど、「少しずつ戻ってきますよ、梅雨が明ける頃にはね！」と、理学療法士の先生。

しっかり運動して、しっかり睡眠とって、よし、いよいよここから！

戻していこう、回復していこう！　取り戻していこう。

●2018年6月9日のSNSより

抗がん剤が終わったことでたくさんの人からおめでとう！のメッセージをいただきました。でもまだ実感ないんですよね。体力も急に戻るわけでもないですしね。

がん患者って、いつまでががん患者なんだろう？　私はもうがん患者じゃないのかな？　それとも治療が続く限り、がん患者なんだろうか？

身体があちこち痛くて眠りが浅いから朝起きるとすでに疲れている。内臓が重い。耳鳴り、頭痛は相変わらず……。

だけど、少しずつ、回復してきているのも感じる。前より顔がむくまなくなった。体力も少しついて、もう少ししたら運動もできるようになってくるかも。

そうなんですよね。**がん患者であってもなくても、きっとやることは変わらない。大切なのは自分にレッテルを貼ることではなく、どんな自分で生きていくか？でしかない。人生を前以上にいい状態で生きたいのであれば、何にエネルギーと時間を使うのかをしっかり考えることしかないのかもしれません。**

抗がん剤が1か月以上早く終わったのを素直に喜び、本格復帰を模索しながら、失われた体力を2か月かけてしっかりと戻していこうと決めた。

食事、運動、そしてリラックス。

健康を、しっかりと生活のど真ん中に置いて生きる。職場である、アイディアヒューマンサポートサービスという最高のステージの中で、もっと自分を成長させながら自己研鑽して生きる。

始まったホルモン剤投与。副作用は、今のところ大丈夫そうです。だけど長期化して代謝が落ちると、脳梗塞や心筋梗塞のリスクも上がるので、健康を学びながら、気遣いながら、身体の声を聞いて毎日を過ごそう。

新しいホルモン剤は、赤いラッピングなのでシャアと命名（笑）。ガンダムに出てくるクールなキャラですよね。

今朝もハイビスカスは色づき、トマトは赤く熟してきました。

インコのピーちゃんも高齢者にもかかわらず元気。身体はまだつらくても、今日も一つ、また一つ、幸せな1日です。

●2018年6月14日のSNSより

小さな変化を一つずつ。

抗がん剤に終わりを告げられ、さあ！ やるぞお！と思うものの、身体が動かない。体力が戻らないのは、たくさんの要因があるのかもしれない。筋力も落ちましたしね。

「脳は小さな変化しか実行できない」

健康になるために、あれもこれも、こんなことも意識したいけれど、脳は小さな変化しか実行できないというのは、私が習慣化のプログラムでも皆様にお伝えしていること。

つまり、詰め込みすぎると、かえって脳は麻痺してしまい、できないことばかりがあふれてくる、ということなのですね。

どうしても目の前の仕事に追われると、健康への行動があとまわしになってしまうけれど、6月、7月は体力を戻しながら、**小さな前進を毎日繰り返していきたい**な。

まずは、食事と運動。ストレッチなどをしながら、夏を乗り超えられる体力をつくり上げる。そこまでできれば、本当の意味でがんとおつき合いしながらも、心は縛られることはなくなるのだと思います。

小さなステップを一つ、一つです。

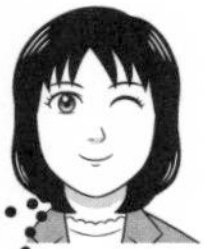

ポイント33

小さなステップを一つ一つ。小さな行動の変化をたくさん褒めてあげれば、徐々に前に進めるよ。

第5章

まとめ

レベル

元気レベル

体力

5

メンタル

8

痛みレベル

3

コマンド

しんどいときは
がんばらずに
ただしのぐ

アイテム

こうがんざい
「ゆきちゃん」

すけっと

いやしのこえ
やさしい
ことば

メッセージ

がんであっても
なくても
どんなふうに
いきたいかは
かわらない

第6章

病は未完成な私を完成させるのか？

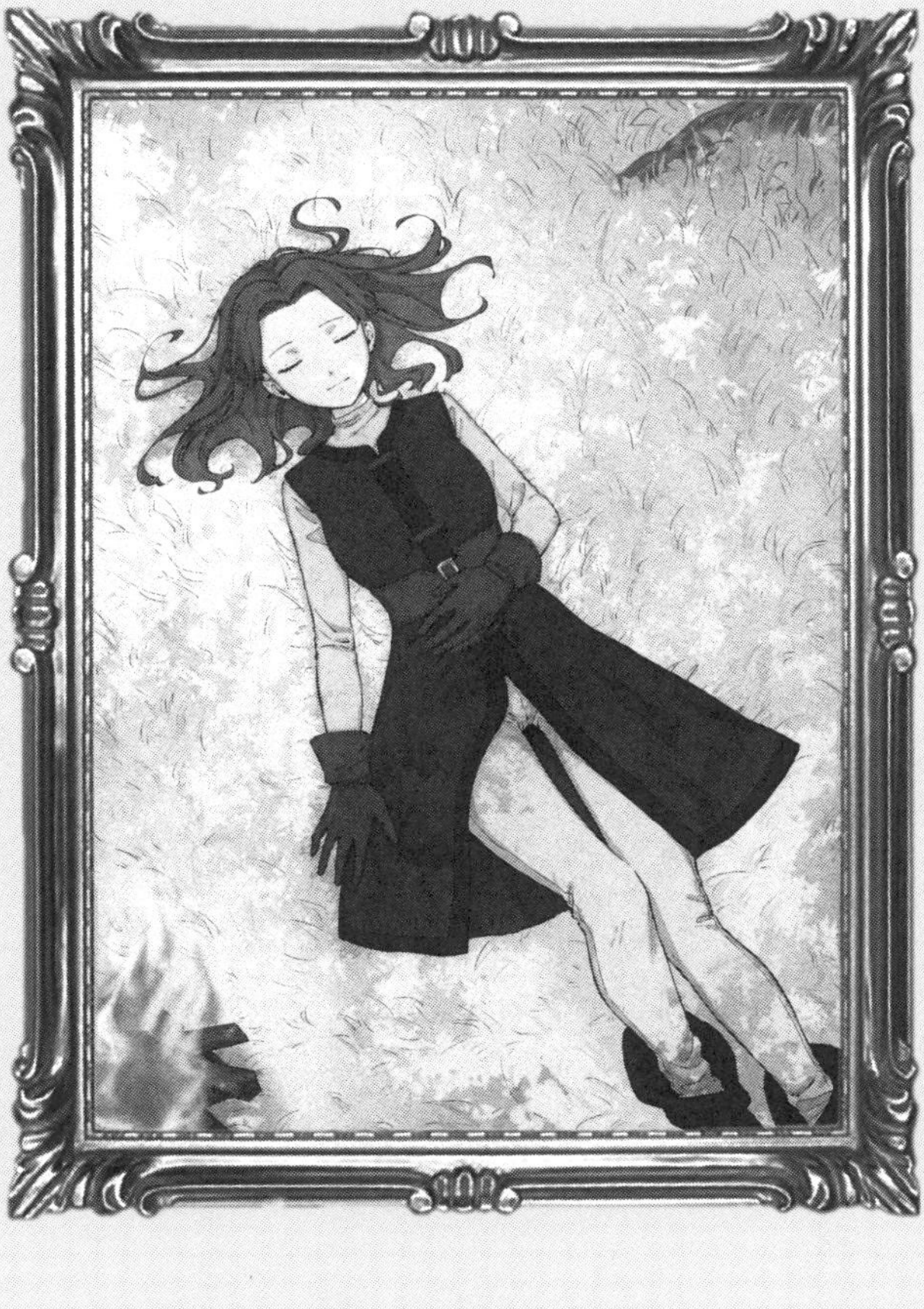

34 体調戻らず……

2018年6月24日のSNSより

体調戻らず……。

今週末も、体調が悪くて家でずっと横になっていると、あっという間に1日が終わってしまう。すると、どんどん自己肯定感が下がってきて残念な感じになってくるから、今日は無理のない範囲で渋谷の中の緑を感じながら、ブランチミーティングをしてみます。休むだけでは、体調はよくならない。

もう病気でもないし、健康でもない、体調を回復しきれない今は、その狭間で悩みます。精神的にイライラしたり、動かない身体にいら立ったり……。それでも自分のヘナチョコの身体を抱えながら、世の中に対してやりたいこととか、やるべきこととか、いろんな思いがあふれる。

あふれてうまくできないことに、自分の力のなさを感じて、またイライラする。

だからね、今日から少しだけ無理して運動することにしました。目標を決めて筋トレして、とにかく運動を毎日の主軸に置く。**けがをしたアスリートの一番の仕事がリハビリであるように、私も体調しっかり戻すことが、一番の仕事とコミットして毎日頑張ります。**

無理しないことは簡単なんだけど、休むだけでは戻らない体調はどうすればいいのか？　その答えは誰も教えてくれません。

私が私と向かい合いながら、行動して失敗して、そこから悩んだり、迷ったりしながら、答えを出すしかないようです。

2018年6月25日のSNSより

がん治療日記、自然の中でのセラピーのお仕事、心も深呼吸！

さあ、今日から本格的な体力回復のプログラム開始。寝ていても、ちっともよくならないなら、動くことに決めました(^.^)

朝と、夜のルーティンの充実。

朝からベランダでスペアミントを摘んで、摘みたてハーブで生ハーブティー。

トマトとレタスのサラダをベランダで食したあとは、スクワット、腹筋、体幹トレーニング。

まだまだしょぼいけど、**きちんと時間を決めてやることが大事。**８月末までを回復期間として、運動、食事、睡眠を、生き方のど真ん中において過ごす。

夜のルーティン（アロマやリラックスのイメージトレーニング）もしっかりやりますよ！　自然の中は本当に気持ちいい。こんなところで癒やし、癒やされるのは、本当に至福の時間。

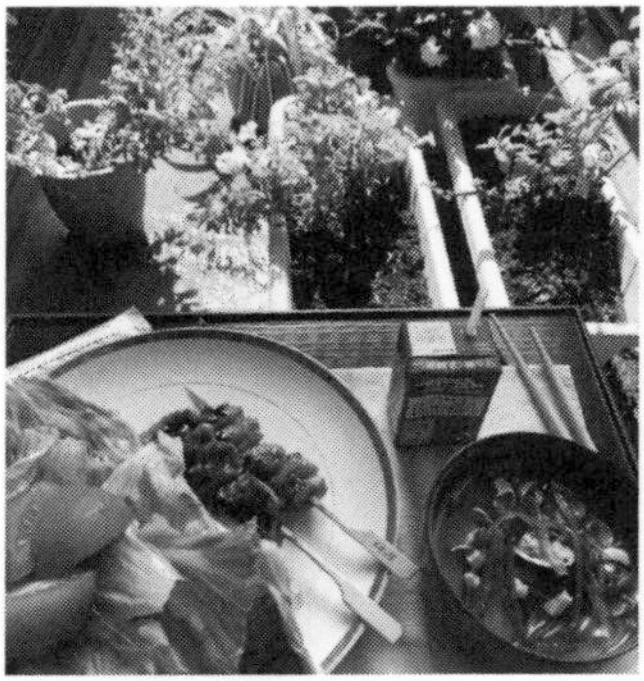

初夏の緑は生命力にあふれています。

自宅で飲むスペアミントのハーブティーと、赤くなったトマト(^.^)　先日買った新入りの植木鉢は、おじぎ草。懐かしくてつい買っちゃいました。

●2018年6月30日のSNSより

少し体調戻りつつあります。無理したつもりはなかったのですが、抗がん剤が終わったので、急にあれこれしようとしていたのが原因かもです。ゆるゆると回復します。２日に１度半身浴をして、身体を暑さに慣れさせる。ストレッチを朝晩楽しむ、一つ一つ身体と相談しながらです。

メンタル面でも好奇心を刺激して力を上げるべく、回復したら完全プライベートでやりたいことをノートに書き出してみました。「箱根旅行、猫カフェ、フクロウカフェ、もうすぐの朝顔市、都内でプール、アーユルヴェーダ、久しぶりに舞台も観たい、秋には山歩き、冬には沖縄のコテージでリラックス」

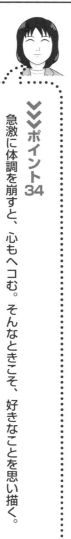

今年できなかったことも、来年の目標に書いておこう。7月の福岡のお祭りや、沖縄の大きな蓮の花も来年必ず観に行くから！

がんになる前には戻れないけれど、がんになる前よりもいい人生を送ることはできる。

前よりもゆったりと充実したプライベートを過ごし、仕事は前の何倍もダイナミックに結果を出すのが、これからの私の目標！　**せっかくがんになったのだから、知恵と工夫で、もっと心豊かに生きていきたい**です。

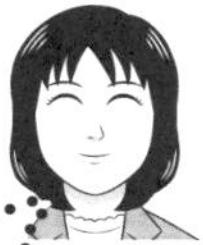

ポイント34

急激に体調を崩すと、心もへコむ。そんなときこそ、好きなことを思い描く。

35

1週間の食事をノートに書く。崩れない気持ちを大事に

2018年7月3日のSNSより

朝10時から夜10時まで仕事している。気がついたら病気前と同じリズムになりつつあります。まだ本調子ではないけれど、バテないのはありがたいこと。

仕事モードになると、どうしても交感神経優位になり、体調が悪いと寝つきも悪く、過食気味だった前の私。でも今は少し違う。

今は気合いと根性では頑張れないので、リラックスして丁寧に1日をすごすことを考える。

運動がゆるゆるしかできないぶん、食事を1週間ノートに書いて決めて、緩やかな体重制限をする。サプリメントを丁寧に飲む。身体に悪いむだなものを食べないことで、体重を減らして、生活習慣病などのリスクを下げる。がんは再発しなくても肝炎とか心臓病とかになるのはいやですからね。

昨日回復して以来、初めてスーパーに行き、買ったもので料理、食事ノートを作成。野菜嫌

いな私は、おいしいと思える野菜との出会いがとても大事。今は大好きなトウモロコシや枝豆を1食としてカウントし、過食をセーブしています。甘いものが食べたくなったら季節のフルーツ。仕事で神経がピリピリすると、つい過食気味になるのを我慢するのではなくて、3分でも休憩したり、深呼吸したりして、おいしいね！と言いながらフルーツをつまむ。

どうしても毎日時間に追われていた、かつての私。今も、だんだんスケジュールはそんな感じになってはきたけれど、今は忙しいときだからこそ、深呼吸。脱力。イメージトレーニング。

心を整えて、身体を回復させる。

朝と夜のルーティン、短い時間ですが、病気前と違うゆったりした気持ちで1日を始め、そして締めくくる。すると、不思議。夜がぐっすり眠れるようになったのです。

幸せになる方法、さらに私の引き出しに一つ追加。

前と同じにはなれないけれど、前より豊かに生きることはできる。

幸せに貪欲になって生きるのだ！

朝のベランダ朝ごはんは続いています。今日は風が少なかったけれど、太陽が気持ちよかった。

夜は、月を見ながら深呼吸……。渋谷の高層ビルに寄り添うような優しい月夜。

●2018年7月3日のSNSより

がんになって部屋で寝ていることが多くなったので、せめて**ベランダから見えるのがきれいな命のあるものならいいな**と思い、去年は朝顔市に行って朝顔をベランダに這わせました。それが渋谷ベランダ植物の始まり。今年は小さな苗から育てています。今年も花を咲かせてくれますように。

トマトは鈴なりに熟した状態で、朝ごはんに加わります。スペアミントも毎日生ハーブティーになるくらい元気。毎週花屋さんで鉢を買ってくるので、たくさんの植物たちが参加してくれるようになりました。

どんな病気であれ、今も病気で苦しむ方、心折れる方、たくさんの方が健康を願いながら生きています。健康だったときには気づかないこと、当たり前だと思っていたことも、病気になれば優しく、繊細に心に響いてきます。**小さな植物にすら心を写し、周囲の人の優しさや残酷さにも今まで以上に敏感になります。**

私はそれを、弱気なこととも、残念なこととも思いません。

人間は誰でも老いるし、病にもなる。サバイバーたち、つまり死ぬ随分前の時期にそんな経験をした人たちは皆、やがて迎えるそのときに向かって優しい心構えができ、残りの人生を豊かに生きるための、気づきをもらえているのだと思います。

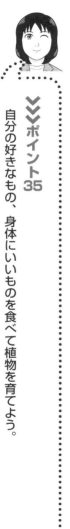

子どもの頃は、身体が弱いのがいやでした。社会人になり、メンタル不調になった自分は恥ずべきことで、周囲に隠していました。
でも、心理カウンセラーとして、今活動して行く中で、それらはすべて勲章だし、ともすれば傲慢になりがちの私を優しくいさめてくれる、優しい指導者にもなってくれています。
病は気から。**命だってメンタル次第！**　と思うから。
私の心のベランダ庭園には、鮮やかに広がる心の植物たちが空に向かって、緑の命を毎日伸ばし続けています。

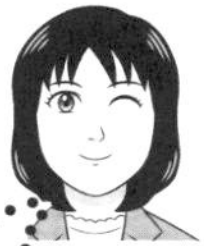

ポイント35
自分の好きなもの、身体にいいものを食べて植物を育てよう。

36 病は、未完成な身体と心を完成させる

2018年7月10日のSNSより

出張から戻り、まあまあ元気な東京、渋谷、夜の24時。明るい。月の光ではなく、ビル群の光が雲に反射して、不思議な碧《あお》い光が空を覆っています。星は見えないけれど、風に流れる雲がスクリーン代わりになって、織りなす光の夜空。がんになってから、毎日、朝と夜空を見る習慣がつきました。

窓を開けて風を入れ、空を見る。今日も生きてるよ、って確認する作業なのかもしれませんね。いい習慣なので、元気になっても続けたいと思います。

「病は、未完成な身体と心を完成させる」。今日、書店で見かけた本にそんな意味の言葉が書いてありました。

病気前は何回も連絡してきた人が、病気になったら連絡こないとか、私もたいへんな時期に

自分の都合ばかり要求してくるとか……。いろんな人がいますからね。私ががんだとわかったとたんに、離れていったスタッフ、懸命に支えてくれたスタッフ、いろいろいます。

だけどがん宣言から半年以上経った今でも、継続してお見舞いをくださったり、元気ですか？って、声をかけてくださったり、そんな温かい人たちもたくさんいるので、そこにのみ目を向ける。そうすればこんなにじんわりと温かく幸せなことはない。

大きな病は、私を取りまく人間の、その人のありのままが写るんだな、と思います。

そして自分に関しても、もっともっと残酷に、弱いところも、もろいところも露呈する。もう露呈することがわかっているから、隠さないし、取り繕わない。もう開き直って、こんな私です！って感じです。

がんという大きな病が、未完成な私の身体と心を完成させてくれるか、は、わかりませんが、心理カウンセラーという仕事について25年。未熟な私に健康なときよりも、生きるありがたみや喜びを教えてくれた気はします。

わざわざがんになる必要は、絶対にないけどね（笑）。私はもう、なっちゃったから！　だったら、仕方なく人生の何かしらをつかまないと、奪われ損やんか！と思う貧乏根性なのだと思います。

奪われ損とはいいましたが、がんになって、失ったものはほとんどない。あ、左の乳房はなくなったけど、再建もできるから気にならない(^^)

だけど、**得たものは本当に大きい**んですよね。**一生つき合える人、価値ある人、優しさとは何か？　本当の優しさとは？**

豊かな時間、研ぎ澄ましたミッション、人生の豊かさ……。

たくさんのものを得た闘病の時間です。

●2018年7月29日のSNSより

「リレーフォーライフ」で、岩手県釜石市に呼んでいただきました。

東日本大震災の心のケアで釜石に来たのは、7年前。東京から往復8時間の道のりを、1年間毎週、心のケアで通いました。釜石市長と久しぶりにお会いしました。釜石の復興もたくさんの形が見えてきました。うれしいです。

「リレーフォーライフ」とは、がんについて取り組む活動。「がんは眠らない」をテーマに、24時間皆が歩き続けるイベントです。世界はもちろん、日本中でもいろんなところで開催されていて、たくさんの方が、がんと闘ったり、がんで亡くなった方を追悼したり、医療関係の方の新しいがんの研修などに支援金が使われたり。私も自分ががんになるまでは知らないことばかりだったので、がんのイベントが行われるほど、メジャーなことに驚くやら、感動するやら、勉強になりました。

いいご縁をありがとうございました。釜石の皆様、本当にお会いできてよかった！

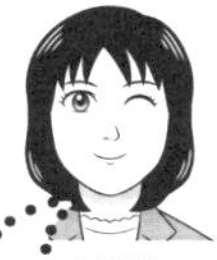

ポイント36

まだまだ完成できない私の人生。それはそれで「ええんちゃう」と思う。

37 病気になって初めての旅を終えて

●2018年7月29日のSNSより

抗がん剤治療が終わってはじめての東北への長い旅でした。移動時間は10時間以上。がんになってから、自律神経の具合がよくなく、耳鳴りがしたり、筋力が衰えて腰痛に苦しんでいたりして、移動の乗り物がしんどかったからです。

体力は大丈夫。少しずつ、病気前の体力に戻りつつあります。朝から夜まで仕事できるようになってきたし、今回も結構ザクザク歩けました。

だけど、一番大切なのは、どんな生活習慣で生きていくのかが、これからの自分にとって大切かを、しっかり考えられたことです。

食事習慣、運動習慣、睡眠の習慣。現代の私たちは「何をすれば健康にいいか？」を知識としてよく知っています。だけど、やらない。

めんどうだとか、仕事があるからとか、今健康だからたぶん大丈夫とか……。いろいろな「メンタル」的な要因でやらないことをよしとして、目の前のスケジュールに追われることでごまかしている。

私もそんなところがあったように思います。

だから、がんになったことは、私にとって、その習慣を確実に変えていく、とても大切な自分と向き合う時間でした。まだまだ今の私はがん患者であって、サバイバーとも呼べないけれど、やることはシンプルに見えてきました。

後悔しないように、自分でゆっくりと一つ一つ生活習慣を変化させていく。悩んだり、グダグダして、今の人生をむだにしない。自分のやりたいこと、やるべきことのみに集中して人生の時間を使う。

この二つをしっかりと心に刻んだ2日間でした。やっぱり旅は心のデトックスですね。明日からすっきり爽やかに、小さく一歩変われると思います。

帰りの新花巻の新幹線から見た岩手県の景色。空が広い！　雲が雄々しい！

有意義な休暇は終わり。

明日からまた、楽しく元気にお仕事です！

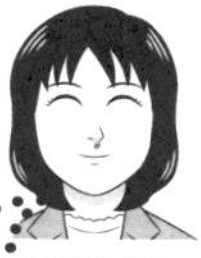

ポイント37

旅はとてもいい。体力が戻ったら、心のパワーをチャージしに旅に行こう。

第6章

まとめ

レベル

元気レベル

体力

4

メンタル

4

痛みレベル

2

コマンド

げんきになったら
りょこうをして
すきなぶたいを
たくさんみる

アイテム

しぜんを
かんじて
すごす

すけっと

アロマ
イメージトレーニング

メッセージ

がんになる
まえよりも
いいじんせいは
おくれる

第7章

そして回復への旅は続く

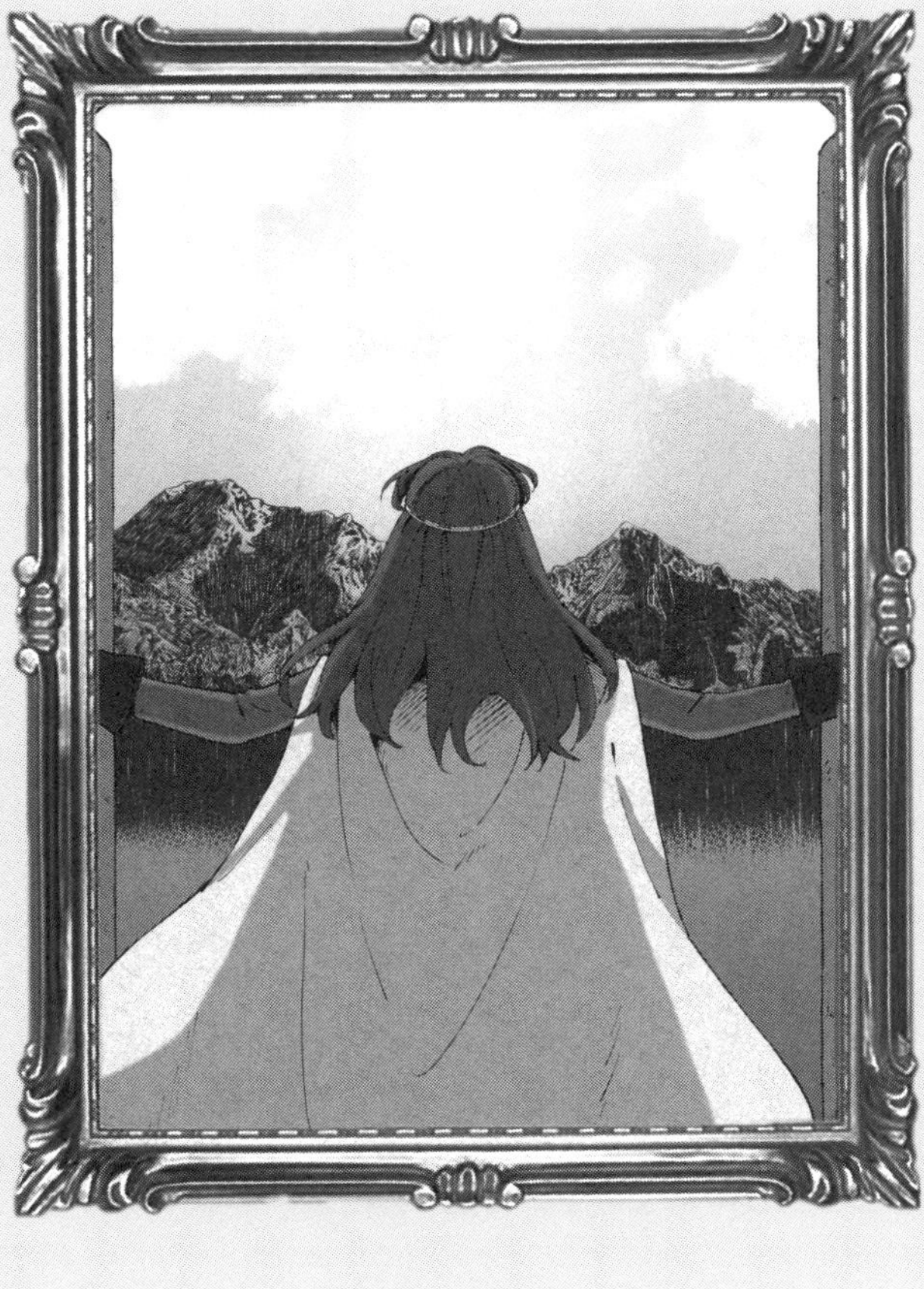

38 未来に向けての再建手術

●2018年9月6日SNSより

3回目の手術。

最初に診断を受けた総合病院では、乳腺の医師に「アナタ、もう50代だし、乳房再建しなくていいよね?」と言われて愕然とした。「いや、したいです」というと、「再建ってたいへんなのよ! そんなにしてまでしたい?」と言われた。

今の主治医の南雲先生は、乳腺専門医で、日本でも数少ない同時再建手術というのをしてくださるプロフェッショナル。最初の手術は同時再建でしたが、そのときの生体検査で見つかった胸の奥の小さながんを取り除くために、シリコンを除去する2度目の手術をしていただき、その後胸はぺちゃんこのままでした。

抗がん剤治療が終わった今、いよいよ仕上げの再建手術を行うことになりました。

3度目の手術。

今は素晴らしい主治医の先生に恵まれて、全く心配はしていません。

過去の手術を思い出すと、手術台に乗って麻酔が効くのを待っている間が、一番緊張する。

アルコールの匂い、心電図の音、カチャカチヤと手術道具が置かれる音。身体を切り刻まれる恐怖と不安がごちゃまぜになって逃げ出したくなります。

そんなときに大切なのは、何よりもメンタルを整えること。**目を閉じて深く深呼吸して、心の中に好きなもの、大切なものを思い浮かべる。大好きな人たちの顔や声を思い出して自分に語りかけてもらう。**

「大丈夫！　きっとうまくいく！」

「麻酔でふわりと気持ちよく眠って、目覚めたら全部終わっているから、大丈夫」

そう言い聞かせて、自分に優しくしてあげる。

今日はたくさん自分を甘やかそう。夜はおいしいもの食べよう。

2018年9月6日SNSより

先生の診察が終わり、いよいよ手術控え室で手術着に着替えて順番待ち。

3回目となると慣れてきて、本なんか持ち込みながら待っています。

最初の手術のときはとにかく落ち着かなくて、本を読んでる余裕がなかったですね。人の気持ちは不思議です。

手術がうまくいくってわかっていても、終わったあとの痛みはどうか？　どのくらいの大きな傷になるのか？　やっぱり直前で不安なことはなくはない。

先ほど、先生の診察で聞きたいことはすべて聞けました。私の主治医の先生はきちんと答えてくださるし、情報レベルでの不安なことは何もない。バッチリですっ！

けれど、このわかっていてもなんか少しソワソワする落ち着かない気持ち。この**状況のケアには、心理カウンセラーやメンタルトレーナーがいればいいのに**と思いました。

今の自分に何が起こっているのか、きちんと気持ちの整理をしてくれて、励ましだったり、リラックスだったり、そんなものへ誘導してくれたらいい……。と、患者目線を軸にして、本当にそう思いました。

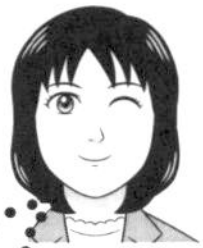

≫ポイント38

病気になってからは、なかなか出会うエネルギーも持ちにくいものです。病気のサポートのためにも、普段からなじみの心理カウンセラーを持ちましょう。

39 今日も患者のち仲間としての心のケア。私も仲間たちにも

2018年9月13日のSNSより

再建術後1週間検診。リンパ液が溜まっていたのか、昨日は結構傷口が痛かった！　実は先週厚生労働省の有識者会議に出ていたときも、動くだけで傷口が痛かったので、今日の1週間後検診が待ち遠しかったです。

リンパ液を抜いていただくと、少し楽になりました。徐々に元気になりたいな。

私自身、50代になってから、ホルモンの影響と思われる耳鳴りやめまい、不眠などの不定愁訴が多く、病気ではないけれど、プチうつ的な症状を抱えつつのがん治療。体力、集中力、判断力、今までは当たり前にできていたことが劣化していくような気がする、いら立ちを感じていました。

改めてそれを受け入れていくことの大切さを感じています。カウンセリングでもっと多くの人たちが楽になっていくことを実感したのです。

身体の声に耳を傾けて、イメージトレーニングやストレッチ、運動でケアする。心の声に耳を傾けて、今までの人生での癒やしを自分に提供してあげる。

前を向いて進みながらも、ときどき空を見上げる余裕を持つことは、50代で命の病気を経験したからこその豊かな生き方だと、すべての方にお伝えしていきたいと思います。

●2018年9月15日 のSNSより

術後1週間を超えて、痛み解消!!

今度は運動と食事を整える！「命の食事」プログラムも本格開始です。

あれだけ痛かったのに、昨日から傷の痛みがぴったり止まり、今日からはゆっくりとストレッチをして、手術で凝り固まった背中をほぐしたりしています。よしよしいい感じ！　本格復帰に向けて、着々と体力が戻りつつあります。

これからの課題は、すっかり落ちた筋力をつけること。足の筋肉が落ち、腰や膝が痛いのですが、運動するとつらいのでまた運動しないという、負のスパイラルに！

ここで習慣にしていけば、これから健康な自分の人生をつくれていくし、ここで習慣にしなければ結局は、がんや手術を引きずった半病人的な人生になることは、目に見えている。

日ごとに少しずつの回復だけれど、焦らず、無理せず、そして一歩、一歩！

いつも目線を上げながら、メンタルを切らさずに前に進んでいきたいものです。

●2018年9月21日のSNSより

回復リハビリ第1弾！　箱根に旅行に行きました。

樹木希林さんや格闘家の山本ＫＩＤ徳郁さんの、がんによる死亡が伝えられると、やっぱりがんって死ぬんだなーと変なことを考えてしまいます。がん治療中にとってはとても身近で、そして考えたくない話題だからかもしれません。どこか遠くに感じたがる自分がいます。その反面、がん治療中の方のお話はとても食い入るように読み、がんの種類やステージを自分と照らし合わせながら読み解きます。

病気前は樹木希林さんのようなカッコイイ死に方に憧れていたけれど、今はカッコ悪くても懸命に生きてる姿に学びたい！　そんな気持ちなのかもしれません。

「私はいつまでがん患者なんだろう」という問いは、最近は**「ずっとがんだったことを抱えて生きていく」**という緩やかな確信に変わりつつあります。

暴飲暴食して、徹夜で仕事して、それでもなんとかなった季節は終わり、私の人生は新しい季節を迎えたのだと思います。

新しい季節は丁寧に、食事も、運動も、生き方も、もっと豊かに生きていく。そんな季節になったのだと思います。

失うものはあまりなくて、たくさんのものを得られたこの1年。今まで50年生きてきた身体に心から感謝して、これからの50年を考える人生へ。

今日からもう本格的な秋。

今年は昨年以上に、秋と冬をたっぷり楽しみたい。つまり、しがみついてでも幸せに生きていくんだよ！と、再度自分で決めた今日でした。

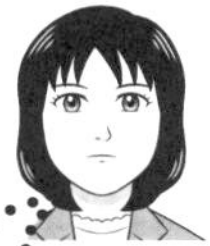

ポイント39

幸せになるのでも、誰かに幸せにしてもらうのでもなくて、自分で自分を幸せにしてあげる。それは自分の人生における大きな権利。そして責任。

40 ニューヨークにてカウンセリング研修

●2018年10月11日のSNSより

昨年は来られませんでしたが、ようやく来られました。ニューヨークカウンセリング研修では、毎年多くのカウンセラーたちとともに現地で学びます。

実は、ニューヨークへの出発前、少し体調を崩してあわやドクターストップがかかるかも？

だった私の身体。ホルモン剤などの薬の副作用から肝臓が悲鳴をあげていました。ニューヨークになんとか身体を連れて来られたので、あとは無理せず、ゆっくりと参加者の皆様との会話の時間を大切にしていこうと思います。

そして、なんとなく予感はしていたのですが、私のアメリカの父である、グリーンチムニーズ（※1）の創設者サミュエル・ロス博士は、今年の初めに亡くなっていました。私も闘病中だったため、知らせずにいてくれたのですね。

そして、私が日本を離れるときに、具合が悪そうだった私の家族のセキセイインコは検査入院の結果、腎臓に大きな腫瘍があり、余命は長くもって1か月ということでした。10年いつも私を支えてくれたかけがえのない家族です。

人生にはときどき、ものすごい速さであっという間に、いろんなものを奪っていくな、と思うときがあります。

だからこそ、どうしても今年はグリーンチムニーズに来たかったのです。今までは、無限にあると思っていた時間。けれど、**自分の時間も人の時間も、その中で語れること、紡ぎ出**

（※1）心に障害や病を抱える子どもを学ばせている学校。非営利で運営されている。

せることはあまりにも少なくて、私たちは毎日を忙しく生き過ぎています。

そして今、悲しさの向こうに感じるのは深くて優しい愛なんですよね。いつもロス博士に慈しまれていたこと。私もアメリカのこの父が大好きだったこと。今なお大切に思う家族や友人たちが私の中にいること。

グリーンチムニーズのどこを歩いても、ロス博士の笑顔を思い出さずにはいられません。偉大なる、世界のアニマルセラピーの父。最後の来日は、私たちアイディアヒューマンサポートサービスでの来日でした。本当に誇りに思います。

これからもあなたの心の娘であることを誇りに思い、限られた命の中でできることを日本で進めていきます。そう新たな決意をもった今日でもありました。

2018年10月14日のSNSより

今日はニューヨークで1日オフ。ニューヨークの休日は、カウンセリングを受ける豊かな時間。

やはり疲れているらしく、たくさん休んで、たくさん寝ました。

心理カウンセラーのメアリーによるカウンセリング。去年はがんになって来られなかったので2年ぶりです。もう18年、毎年彼女と話すのがライフワークとなっています。

カウンセリングの冒頭で、「過去の総括と未来のこと、どちらの会話をしたい？」と聞かれ、迷わず「未来のこと」と答えました。

病気になって価値観が大きく変わった点は、前よりものんびり生きたいというよりも、仕事やほかのことでも強く結果を出したいと思っていること。身体を労わりつつ、仕事のスタイルは変わりつつも、感覚を研ぎ澄まして、必要なことだけを考えるようになった気がします。

彼女から、「仕事のステージは大きくなっているけれど、あなたがやりたいことはずっと同じだね。あなたは何も変わってないよ」と、優しい笑顔で言われることが、私にとっては大きな勇気になりました。

日本ではまだまだ、心理カウンセリングを受けるのは、弱い人がすること？みたいなイメージで、専属カウンセラーをつけていない人がほとんどですね。

だけど、スペシャリストや経営者にこそ必要なのが、専属カウンセラーです。こうやって

定期的に自分を定点観測して、自分の人生のガイドラインにする。

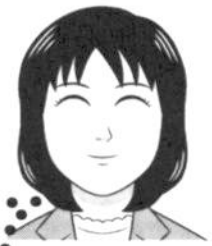

1人で考える以上の強い力が、自分に湧いてくるのです。

がんという病気についてのセルフケアは自分でできる。けれど、病気とつき合いながら生きていくこれからの仕事のビジョンはまだ未知だったので、今日のカウンセリングでスッキリ！ストンと心に落ちました。

私ががんになったからといって、特別なカウンセリングではありませんでした。いつもテーマは、自分はどう生きたいのか？　どんな人生が幸せなのか？　それをもとにクライエントが話したいこと、考えたいことに焦点を当て、余分なものは入れず、18年分の私の心のデータベースを持ってくれている。さすが、メアリーのカウンセリングはシンプルだけど質が高い！

この芯をもとに、自分で考え、よりよい人生を自分で描いていく。

いつものことながら、**カウンセリングは、自分の人生に対する最大の敬意と感謝**だと思う瞬間です。

ポイント40

心理カウンセリングは人生の棚卸し。心を整理してあげるとスッキリ。パワーも湧き出てくる。

41 がん患者に必要な心のケア

●2018年11月2日のSNSより

がんの治療を拒んで、潔く亡くなる方もいます。だけどしっかり治療して治したい人もいます。私は治療して治したい。まだまだやりたいことがあるからです。生きていることが幸せなので、生きていたいと願っています。

がん患者に必要な心のケアとは、ホスピスや終末期ケアだけでしょうか?

年齢、価値観によってもっと多彩な選択肢があってもいいはずです。少なくとも20代から60代の**がん患者に必要なのは、穏やかに死ぬことや環境ではなく、心折れそうな治療の中で頑張れる、メンタルトレーニング**なのかもしれません。

心理カウンセラーとして、私の新しいチャレンジが始まります。もっと学び、耳を傾けて、前に進んでいこうと思います。

●2018年11月5日のSNSより

「患者にとって大切なのは、ポジティブな未来ではなく、穏やかな今」。

たとえば家族は「薬飲んでちゃんと治療して！」と言いますが、患者としては「副作用で飲むのはつらい」と思うわけで、その**正しさと、本人の思いの隙間に起こる不一致を、優しく埋めていく作業を担うのがカウンセラー**だと思います。

「治療を受けなきゃダメ！」という正しさが人を幸せにするとは限らないし、かといって「いやならやめればいい」という言葉は口が裂けても言えない。だからそこを丁寧に、優しく、丁寧に、優しく……なのです。

中には、ご自分の過去の看護や介護を思い出し、反省を通り越して後悔の言葉を口にする人もいますが、私は家族や医療の方が頑張ったことについて、**「過去の看護や介護は、すべて正解」**と思っています。それでもなお、いたたまれない気持ちがあるのであれば、自分の人生の中でこれから出会うすべての人に、その思いを形にして伝えていけばいいと思っています。

少なくとも、私たち心理カウンセラーとしての立ち位置はそうなのです。

東日本大震災で、心のケアをし続けていく中で気づいたことは、**「後悔して苦しむのは、その家族のことを深く愛しているからだ」**ということ。

これは、がんや病で家族を亡くした人にも言えることですよね。後悔の涙ではなく、その家族のことを大好きだった涙だと気づけば、心は少し深呼吸してホッとできるのかもしれません。

私としては、まだサバイバーでもないし、がんから復調もしていないくせに、自分が心のケアにまわるなんて、なんて不遜なんだ！と思われるかもしれませんが、**患者には今しかないのです。**

前向きでバラ色に描かれた未来が、私たち患者を元気にするというよりも、自分にも今できることがある、自分らしく1日を過ごすことができるということが、患者にとっては一番の自己承認であり、そこからくるささやかな達成感が、心を強くしてくれるのです。

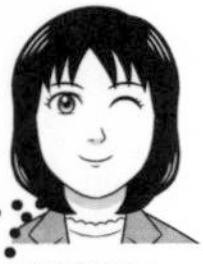

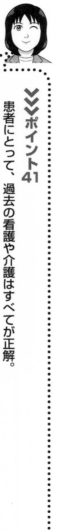

ポイント41

患者にとって、過去の看護や介護はすべてが正解。過去の介護や後悔は、家族を今もなお愛している証。

42 がん治療、回復日記

2018年11月18日

「ホルモン療法5年って聞いていたのに10年に伸びちゃったんです」

他の病院で乳がんのホルモン療法を受けている、あるサバイバーの方のお話。カウンセリングとかではなく、仲間同士の会話。そう！ 乳がんサバイバーは常にいろんな情報交換をしています。いい悪いではなく、患者にとっては心配事でもあり、知らないことがたくさんあるからです。

「え？ そうですか？ 私は最初から10年って聞いていました」と、私。

「最近は10年なんですかね」「昔は5年とか言ってましたよね？」「よくわからないですね」患者同士の話はここが限界。

たぶん、その方の主治医さんが、その方にとって一番いい選択が、「10年のホルモン療法」だと思ったからそう言われたのだと思いますが、ホルモン療法の副作用らしきものに苦しむ患者としては、なんだか2倍に増やされたー！　なんでぇ？とやるせなさが止まらない。10年間ホルモン療法をしても、再発や転移する人はするし、何もしなくても再発しない人もいるし……。だから自分の納得感しかないのだけれど、彼女の場合は「なぜ10年になったのか？」という素朴な疑問について、医療者とのコミュニケーションがうまくいっていないため、よかれと思って示唆された治療方針が「なんかもやもやする」ものになってしまっています。私の主治医の先生は、お話を聞いてくれるのでそんなことはないのですが、それでもがんという病は患者にとって厄介で未知なるもの。**自分で納得できるまで主治医に聞きに行こう！**しかないのです。

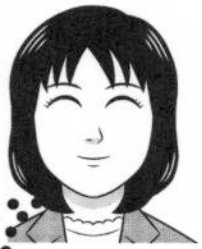

ポイント42

答えのないしんどさと治療、短気を起こさず、手さぐりで。前と同じでないことを受け入れつつ、あきらめず、やさぐれずにいこう。

43 再びダウン!! なんで!?

2018年11月22日のSNSより

抗がん剤が終わって遅れること2か月後の9月。ホルモン療法の2クール目が終わりました。身体のだるさを漢方やらサプリメントやらで、無理に元気にしたのがいけなかったのか。抗がん剤の副作用が今頃出てきたのか？　理由はわからないけれど、あまりのだるさに血液検査をしたら、私の肝臓の数値はすごいことになっていました。

いったんすべてのサプリをやめて、肝臓の薬を飲みながら、とにかく無理しないこと！と言われたけれど……。

無理しないというのは、すごく難しい自己管理で、お酒やタバコはもともとやらないから、何をセーブしたらよいか悩みました。まず早く寝る。そして炭水化物はやめて、野菜とタンパク質を中心にするべく、自炊とお弁当。

だけどそれだけでは不十分。わかっています！　運動しないことには、肝臓はよくならない。

夜疲れてくると、ついグダグダと外に出るのがいやになり、グダグダと仕事をしてしまうという習慣をほんの少し変えること。

少しだけ意識を変える。そして、運動と食事が治療だと思うことにしました。

運動はもうリハビリのつもり。食事はもう薬のつもり。

入院しているつもりでベッドに入れば、いかに慣れたベッドが幸せか？　言わなくても実感する。

そして、**今日一日、命を大切にした自分を全力で褒めてお風呂に入る。これが夜寝る前の最後の仕上げのメンタルトレーニング。プラスのストロークを自分に送る。ストレスもこれで半減。**

今日の検診でドクターが「少し数値下がってきたね」と言っていただき、やっぱり身体は正直だなあーと。

まだまだだけど、半年から1年はこのセルフ治療を続けてみよう。

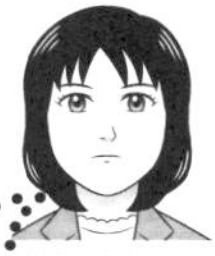

ポイント43
ホルモン療法もどんどん体力が削られる。だからやっぱりメンタルしかない。

44 がんになっても自分の価値は変わらない

メンタルの不安や怒り、恐怖のケアはメンタルトレーニングやカウンセリングでサポートできます。不定愁訴や痛みのケアは、アロマや音楽療法、イメージトレーニングが、試す価値はあります。

そして一番大切なのは、**医療者の方々との信頼関係。**患者としても疑問に思うことは話せばいいし、痛みやつらさは伝えてもいい。それでもがんは不思議な病で「ここが痛い」「病気とは無関係」「眠れない」「無関係」つまりお薬だけではケアできないことも多くあります。

標準治療が基本、だけど個人でケアできることはあれこれとやっていく。

生活習慣やアロマやイメージトレーニングを駆使して、心地よく生きられるような工夫をしていけばいいと思います。

あくまでも医療の方々との、いいコミュニケーションを確立しながら、そのうえで患者としてもできる工夫を最大限する。

一人一人ができることを意識しながら、できる限り自分で工夫を重ねて、この長くてつらくて、不安にさいなまれるがん患者期間を過ごしていきたいと思います。


乳がんを経験した患者同士での女子トーク。

実際に乳がんになってみて、**患者としての大切なメンタリティ**を、患者目線で三つにまとめてみました。

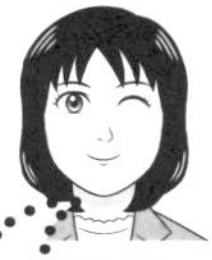

ポイント44

① 病気で自分の今までの人生を否定しない

大きな病気になると、自分の今までの人生の価値観を否定しがち。「～だったから病気になった」「これが悪かった」「あれが悪かった」など。大きな悲しみがくると、人はどうしても何かしらの「意味づけ」をしたくなります。その挙句、今までの人生が間違っていた、という思いに支配されると、あっという間にうつ状態に陥ります。病気の恐怖や不安に加えて、自己否定が自分を追い込んでいくのです。

病気は平等に私たちを襲います。若くても老いても、お金持ちでも貧乏でも、仕事が忙しくてもそうでなくても。だから、今までの人生を否定するのではなく、ちゃんと肯定する。何も後悔することはないのです。そのうえでこれからの治療を考え、未来の人生を描いていきましょう。人生そのもののキャリアを描くお手伝いは、メンタルトレーニングで。

② 周囲にちゃんとリクエストを出そう

周囲の人には、ちゃんと自分のしてほしいこと、してほしくないことを伝えましょう。がんで苦しんでいるのに、さらに家事や子育てで理解されずに苦しんでいる人も多くいます。そして頑張り過ぎると、病気の苦しさに加えて疲れが溜まり、しか

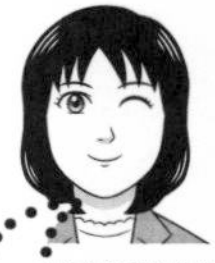

も理解されないことへのイライラが募ります。

まわりに依存せず、かつ頑張りすぎない。リクエストを出すだけ出して、あとは期待せずにマイペースで過ごしていきましょう!

③自分の価値は変わらない、ただ、がんになっただけ

がんになっても自分の価値が低くなるわけではありません。何も変わらず、自分は自分なんだと、ちゃんと思うこと。

体力はなくなり、不定愁訴に苦しみます。だけど、だからといって価値が変わるわけじゃない、その人の価値と尊厳は何も変わりません。ただがんという病気になっただけなんだと。ここは、一番大切な自分の心を守るための意識だと思います。

45 そしてまた年末がやってきた

2018年12月27日 SNSより

今日は3週間に1度のハーセプチンの日です。治療に来ると、すべてのものに感謝したくなりますね。

肝機能障害は少しずつよくなってはいますが、胃痛や吐き気、さまざまな不定愁訴が朝に私の身体に訪れて、ときどき自己主張をしていきます。

最近また、前と同じくらい長い時間、楽しく働き始めた私に「あなたはがん患者なんだよ」と、忘れないようにメッセージを出しているのかもしれません。そのメッセージを受け止めながら、どれだけ忙しくてもたっぷり眠り、自炊して身体にいいものをとり、大好きな仕事に向かいます。

治療に来ると、手術をした日のことや、抗がん剤治療で歩くのすらつらかった日々を思い出します。それを思えば、体力は戻ってきたほうだと思うのです。

命の価値を感じながら、人生を何に使うかを決めた今を大切にして、来年はもっと弾けたい！（笑）と、感じた年内最後の治療でした。

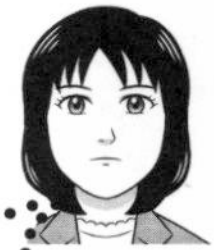

ポイント45

いろんなことがあった今年1年。何よりも大切なことは病をこえて生き延びたこと。身体からのつらいメッセージを受け止めながら、大好きな仕事に向かう。

46 「病は人を優しく自由にしてくれる」

●2019年1月2日 SNSより

大阪と奈良の間にそびえる生駒山は、万葉集や日本書紀にも登場する歴史ある場所。東大阪で生まれた私には、子どもの頃から奈良や生駒山は遠足などでの親しみのある場所。

その山の中腹にある石切神社は、子どもの頃から「石切さん」と呼んで親しんでいました。

その石切さんが、がん封じの神さまであり、御本尊が刀であると知ったのは去年初めて。ここにある温泉を訪れてから。

私は去年同様、混雑とは闘えず、参拝せず。宿で温泉と食事だけを満喫しました。

去年も同じような食事をしたはずなのに、今年はかなり味が違う気がする。

とてもおいしく感じられたのです。

体調が戻るってこういうことなのかな、とも思いました。

自然の恵みと、温泉の優しさに癒やされて、年老いた母やおいっ子やたくさんの家族に囲まれつつ、一泊二日の休息を。こんな機会をあと何年続けられるかはわかりませんが、いつまでも**心の笑顔を忘れずに、今できることを大切に。**

●2019年2月8日 SNSより

がん治療、今日は、最後のハーセプチンの日でした。3週間に1回、全10回。約8か月続いたハーセプチン点滴はもうすっかり慣れて、毎月の私のリラックスタイムとなっていました。

いつものように30分くらいでサクッと点滴が終わったあと、看護師さんが「頑張りましたねー。お疲れさまでした」と声をかけてくれました。ドクターも「頑張りましたねー」と。

私は、そんなに喜んでくださるのか?と、なんだかびっくりしてしまいました。

もちろん、体調や不定愁訴はいろんな原因があるので一概にはいえない。だけど、こんなふうに声をかけられると、本当につらくても1人じゃないんだ！と思えて、うれしくて涙が出そうになるんですよね。言葉は心を救います！

それから、これからの治療を丁寧に話してくださいました。

来月は1年に1回のCT検査をして、また胸の様子を見ていただきます。薬についての相談にものっていただき、これからの薬とのつき合いを、何度も何度も確認しながら進んでいきます。

小舟が、ゆっくりゆっくり霧の中を進んでいくように、今はまだ先は見えないけれど、一かき、一かき、少しずつ力強さを増しながら、前に進んでいるような気分です。きっと霧が晴れるときがくるでしょう。それまではきっと、信頼できる医療の皆様に前を照らしていただきながら、霧の中を進みます。

世の中には知識や情報さえあれば、すべての問題が解決する！と勘違いしている人がいて、そういう人が病人やそのご家族と向かい合うと、やたらと知識や情報を押しつけてしまいます。

そうでなくても、私たちは病気や家族のトラブルなど悲しいことがあると、どこかに**「原因を見つけたがる」**癖があります。「●●だったから病気になった！」というのがその典型ですね。

仕事が忙しかったから、子どもを産まなかったら、果ては先祖供養してないからとか、掃除をしていないとか……。そんなところまで広がっていきます。

もちろん、病気はたくさんの要因があるので、それも一つかもしれない。だけど、犯人探しをして、理由を見つけたところで、問題が解決するわけではない。

解決しようと思えば思うほど、無力感にさいなまれていく。病気ってそんなものだと思います。だから**解決するのではなく、少しでも前進を意識していくこと**が大切なのです。

病は人を柔軟にしてくれます。

突っ張る気力、体力がなくなるので、柔らかくならざるを得ないというのが本音ですが、そんな自分も嫌いではありません。弱気になることではなく、人や自分に優しくなることに昇華すれば、病もたくさんのことを得られる役立ちのものではありませんか。

知識や情報を押しつけるのではなく、ただ患者の望みを聞く。当たり前のことができないのが、家族であり、友人なのかもしれない。患者をかわいそうな人として哀れむのではなく、自分の痛みや悲しさを患者がストイックに生きることに転化させるのではなく、あるがままを受け入れて、患者がどんなふうに生きてどんなふうに最期のときを迎えたいのかをただ、聞く。言葉では簡単ですが、精神的な成熟さが求められるものではありません。だから、多くの人にカウンセリングを学んでほしいと思うのです。

私ももっともっと精神的に成熟して、さらにいいカウンセリングができるように磨きをかけたいです！　カウンセラー歴まもなく30年、まだまだこれからです！

終末期を迎えて愛おしくかわいいうちのセキセイインコのピピ。彼のために買ったインコ用のヒーターは、近年最高の買い物だったと思っています。

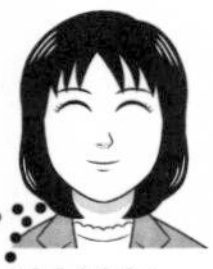

ポイント46

まだまだ体力が戻らない、不定愁訴もたくさんある。それでも、確実に活動範囲は増えていく。病は人を自由にしてくれます。

47 「借り物」の身体を大切にして生きる

2019年3月30日 SNSより

1年に1回のペットCT検査結果発表！でした。

再発はありませんでしたが、まだまだこれから身体を整えていく必要性を感じています。体調がすごくいいわけでもないし（不定愁訴が絶賛継続中。笑）。体力ももっとつけなきゃいけません。

もちろん加齢も受け入れつつ。バランスがどうも難しい50代なのですよね。

私は、**年を重ねることはネガティブなことだとは思っていません。**

歳をとりたくないっ！と抗っても時は過ぎていくし、**若いことに必要以上に価値を置いて不幸になる**ことを、たくさん見てきたからかもしれません。

最近は、**この身体は地球からの借り物**なんだと思うようになりました。

地球が長い期間をかけて哺乳類が生存できる環境を整えてくれて、たまたま人類が生まれてから、このタイミングで私が親から生まれて、いろんなことを感じて考えて、小さいことで悩んだり、怒ったり、50年長生きしても、エゴをなくせずにあがいて毎日過ごしている。そんな自分を、「どうしようもないポンコツだけど、そこもかわいいな」とちょっと笑って見守れるようになりました。

これはやっぱり命と向き合えた病気のおかげですよね。

身体を自分の所有物だと思っていたら、メンタルが荒れると身体を大切にしないし、こともあろうに、長生きしたくない！なんて言う人もいるわけです。

寿命なんて自分で決めるものじゃないのになぁ、と思います。生きたくても生きられない人はたくさんいるから、まだ命に力が残っているのなら、生きられるだけ生きていけばいいと、自然に思うようになりました。

私にとっての人生の後半戦はきっと、加齢に加えて、たくさんの病やがんの再発の不安とともに生きていくのだなあと思います。

でも長生きするぞ（笑）。

だからこそ、寿命は自分では決めず、いつも前を向いて後悔なく時間を過ごす。身体は借り物なのでいつかは土（地球）に還る。それまでは大切に丁寧に関わってあげようと思うのです。

●2019年4月5日 SNSより

渋谷、桜丘、美しい桜の花びらが舞い上がり、奇跡みたいに美しい風景です。
あまりに美しいので。つい1枚パチリ。

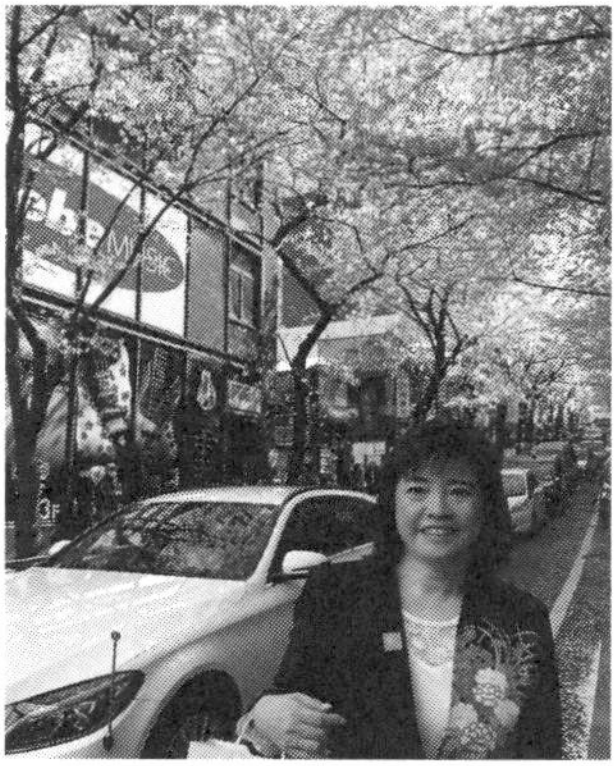

花粉症はあまりひどくないのに、小さな風邪からなかなか咳が止まらない。近所の内科病院に2回も行って、かなりキツイお薬を飲んでもまだ咳が止まらない。これはヤバイなあー。咳の感じが風邪とも違うしなあーと思ったので、まずは検査だ！と、大きな病院で検査をしてきました。こんなときに総合病院の診察券があるのはありがたい。

なんとなく過労とか、免疫力落ちてるとか、フワッとしたことを言いつつ、なかなか病院に行かない人も多いのですが、大切なのは**自分の状態をきちんと知っておくこと**だと思います。

別に死なない病気ならいいんですが（笑）、咳は結核など、もし人にうつる病気ならたいへん。私のメンタルトレーニングには、トップアスリートも来られますし、声のお仕事の方も来られます。そんな人たちにメンタルトレーナーが病気をうつしてしまってはたいへんです。

なのでそこは早めに検査、確認！

そして、結果としては、軽い気管支ぜんそくになりかけでした。うつらない病気でよかったー（よくもないけど。笑）。でも、専用のお薬を飲めば、1か月くらいでゆっくり回復していくので、まずはホッと一安心です。

身体も毎日、頑張ってるなあー。

ケアも大切だけど、体作りもとても大切、食べ物、睡眠、運動、そして何よりもメンタル！ 気持ちを優しく前に進ませつつ、しっかりと生活の習慣を整えていきたいと思います。早期発見は大切ですね。そして、緩やかな体作りも。

大好きだったセキセイインコのピピを天にお見送りしました。外出から戻ったらカゴの底に落ちていて、泣きながら名前を呼んだら、私の手の中で最後にぎゅっと足の指を握ってくれて、最後の最後までこんなにも愛おしい小さな命。本当に本当に大好きだった。たくさんたくさん泣きました。そしてたくさん愛をもらったことを思い出しました。ありがとうね。
あと何十年かたったら、私も虹の橋を渡るから、そのときはまた一緒に遊ぼうね。

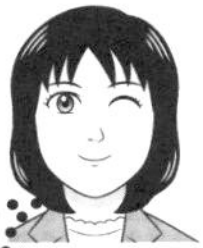

ポイント47
それでも私は前を向いて生きて行きます、もちろん。

48 周囲のものたちから元気をもらう

2019年4月19日

冬を越えて、もう枯れていたかと思った花がまた開く。

生き残ろうとして、わずかでも葉や茎があるうちは捨てたりせずに、そのままにしています。最近のお気に入りは、イルカの住む島、御蔵島を思い出す明日葉の葉。苗で三つ買いましたが、どんどん増えて、毎日お味噌汁の中に入れると最高においしい！

イルカセラピーで訪れる御蔵島では、毎日たっぷり食べてました。

小さな種から太陽の光と水で育つ、すごい生命力。愛おしさを感じながら、今日ものんびり気分で楽しく、そして私も大胆に成長したいと思っています。

ホルモン療法の影響か、いろんな不定愁訴が出ています。だけどやはり身体が動く原動力はメンタルだと思うので、昨日から**セルフイメージトレーニングをして、まずは心をしっかりと整え、気持ちを上げていく**ことを実践しています。

そんな身体と向かい合いつつ、自分にも他の生き物にも、たくさんの敬意を払って過ごしたいものです。

●2019年5月11日 SNSより

がん治療日記　マンモグラフィの検査へ。

ちょっと気になると迷わず検査に行く、これが私流の早期発見早期治療。

乳がんだって自分でシコリを見つけて行って早期発見。あれがなければ絶対手遅れだったなぁ……。ということで、少し前から残った胸に違和感があったので、ナグモクリニックに検査に行ってきました。結果は異常なし。よかった。そうそう、**検査は悪いところを見つけるためじゃなく、何にもなくてよかった！と思うためのもの**ですから。でも、せっかく来たので……。

ナグモクリニックは半蔵門のお堀のすぐそばにあります。今日はお天気がとてもよかったので、渋谷まで約8キロくらいの道のりを歩いて帰ることにしました。

日焼け止めなんかいりません。ビタミンDを増やすためにも日光浴を兼ねて歩くにはとてもいい感じ。スニーカーを履いてきたので、ゆっくりテクテク歩きます。

最高裁判所、国立劇場、風情のある建物を見つつ、永田町、赤坂見附、青山をぬけて渋谷へ。大都会のど真ん中なのに、道々に小さなかわいい花がたくさん咲いていて、そのたびに足を止めて記念撮影。

コンクリートのわずかな隙間を見つけて根を張り、上に伸びて花まで咲かせる雑草が大好き。私もまた、つくられた環境ではなく、どんな環境にいてもたくましく、そして可憐に咲いてみたいものです。

●2019年5月30日 SNSより

今年も朝顔を植えました。夏が来たなと思うとともに、がんになってからもう3年目になったことを、どんどんと拡張を続ける渋谷ベランダ菜園を見ていて思いました。

プチトマトはもう赤く色づき始めています。がんになったときに、「浮世を励ます会」で卒業生のカウンセラーからいただいたオリヅルランは、もう3回も植え替えて、さらに増殖中。

でも園芸を頑張るわけではなく、ゆるゆると素人園芸。植物って水と土と太陽だけで本当にすくすく育つし、増殖する。**命の力がすごい！**

私も……体力も戻ってきて、そろそろ本格的な健康プロジェクトを開始していきます。自分だけじゃなく、スタッフも所属カウンセラーも皆が健康に向かっていけるように、命を感じていけるように。

それががんを経験して生きている、私がやるべき、やりたい大切なミッションです。

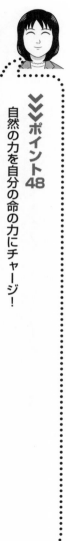

ポイント48
自然の力を自分の命の力にチャージ！

49 人生の後半戦に思いをはせる

2019年12月26日 SNSより

早いもので、乳がんの手術をしたのは2年前。昨年抗がん剤治療が終わり、今年はホルモン療法へ。

仕事の体力は確実に戻ってきていて、飛行機にも乗れて出張にも行けるようになりました。だけど、もちろん年齢もあるし、前と同じ身体の状態にはなっていません。ホルモン療法の影響か、身体のだるさや節々の痛み、気持ちが上がらないプチうつ的な症状は、日々上がったり、下がったりと、変化しています。

代謝も落ちるから油断するとどんどん太るし、心身ともに運動の大切さを感じます。だけど、気持ちが上がらないときに運動を習慣づけるって、なかなかたいへんなのですよね。そこで今は、**アウトドアで遊びながら運動習慣を身につける**べく画策しています。

近くで乗馬をするところを見つけたり、シュートボクシングを再開したりしようと思っています。苦手な山歩きも挑戦したいのです。

スマートにさらりとではなく、新しく始めるワクワクすることに、失敗したり、ブサイクにあがいたりしていいと思うのです。**無理するのではなく、人生を楽しむ幅をもっと広げる**ために、来年は新しいことをたくさん始めていきます。

不定愁訴を抱えながら、がんを超えていく、人生後半戦の豊かな新しいスタートです。

●2020年3月18日　SNSより

1年に1回のペット検査では、がんの転移なしとの結果。

クリニックの近くの公園に木蓮の花。一昨年は満開だったのに、昨年はざっくり枝が切り落とされていて一つの花もなく、とても悲しかった。

今日行ったら、新しく生えた小さな枝にたくさんの花がついていた。きっと何かの病気になったので、枝を切り落として、枯れるのを防いだのでしょう。

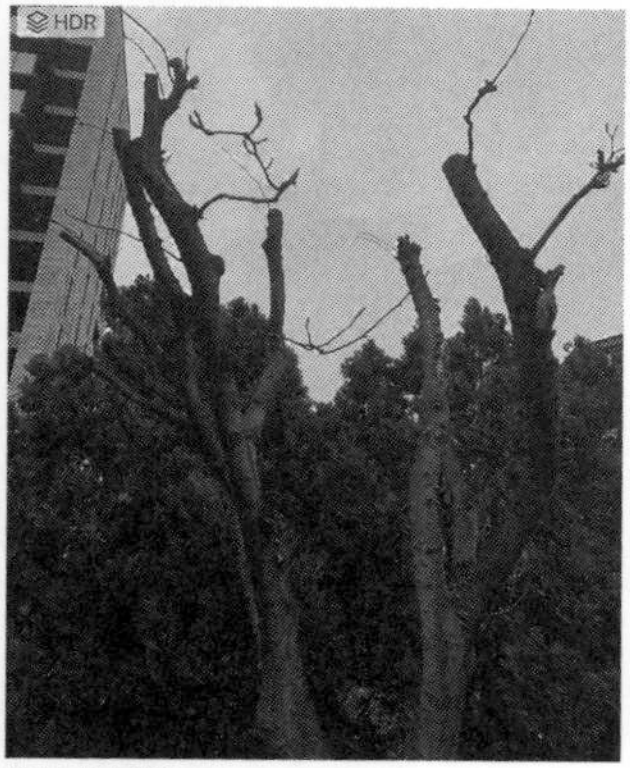

昨年の木蓮。

ああ、そうだ。生きとし生けるものは皆同じ。木だって病気になる。そして、木も体の一部を切り捨てて、またよみがえる。病み上がりの自分と重なりました。

新しく生まれたばかりの小さな枝葉は弱々しいけれど、全力で空に手を伸ばしていて、白い雲にとても映えていました。頑張れ！　生き残れ！

きっとまた満開の春を迎えられるように。

がんの転移がなかったので、そろそろ本気で生活習慣を見直して、健康にコミットしていこう。

まずは、徹底した食事と、運動、そして質のよい睡眠を、全力で頑張る！

今はヘナチョコでも、これからの**人生の後半戦は、さらに豊かに、その歳にならないとわからない奥深さを楽しもう。**

目指せ、生存50年w！

この花のように、ますますの人生の満開の花を目指すのだ♡

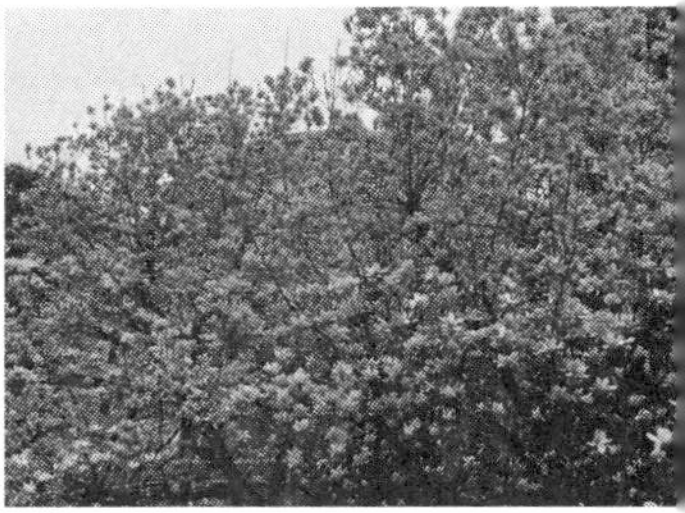

一昨年、がんの手術をして初めての春の満開の木蓮。

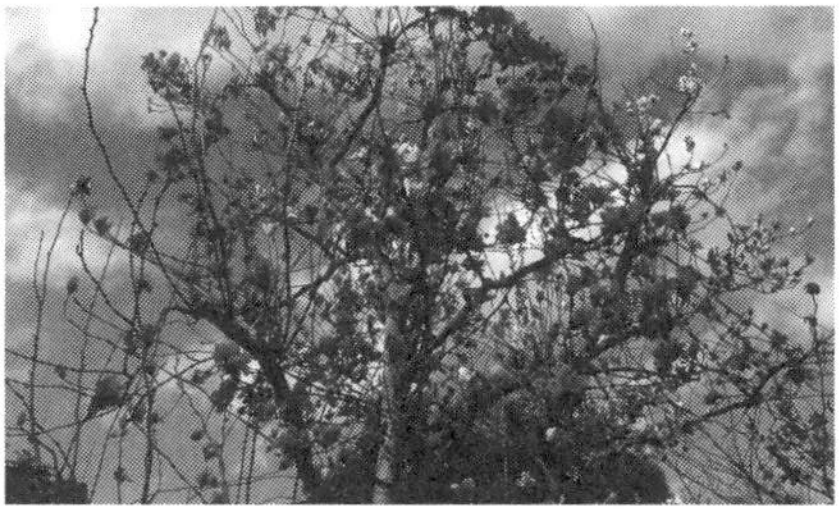

3月18日の木蓮。何もなかった木に花が蘇っている。

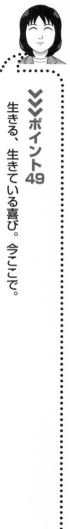

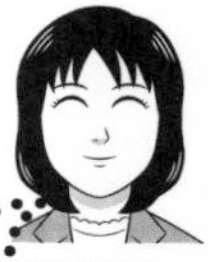

ポイント49
生きる、生きている喜び。今ここで。

50 病と老化の間の生き方を考える

2017年の秋にがんを発症してから、2021年の今、4年目を迎えようとしています。ホルモン療法が始まって約3年、身体にはあちこち不具合が出ています。

関節は痛くなり、股関節の痛みがひどくなったために、歩くのもつらくなり、走ることもできなくなりました。朝起きると、指がかじかんでうまく手が曲がらないなんてこともあります。

ホルモン療法は、関節にくるとは聞いていたけれど、日々それが溜まってきて悪くなるような感じです。がんの手術をしてからは、あちこちの神経がピリピリと痛むことが多くなりました。特に病気というわけでもなく、何か胃のあたりがピリピリしたり、脇腹のあたりがピリピリしたりします。自律神経が乱れていたりもするのでしょう。姿勢も悪くなったり、身体がむくみやすくなったりする中で、運動したり、生活習慣を整えたりしています。

私は、**病と老化という二つの状況を抱えながら、日々変化している自分の身体と向かい合い、これからどうやって自分自身を生きていくかを考えている真っ最中**です。前と同じような体力はない。集中力も5年前と比べると、低下していると思います。前のように、一気に何冊もの本を読みきったり、集中して長い原稿をまとめていくのが苦手になりました。けれど、それはそれとして、私自身の新しい次のステージが始まっていると思うのです。若い頃と同じことはできなくても、それを悲観することなく、**自然の摂理を受け入れて自分の夢を叶え、人生の感動的なクライマックスを、自分自身で考えていく**ということです。

57歳になった今現在は、あと10年か15年の間、自分が健康で元気で、現役のカウンセラー・リーダーを続けていければよいほうだと思っています。そうなると、約70歳。そこからまた、ゆっくりと豊かに自分自身を生きていくのもいいのかもしれません。生涯現役という言葉は素敵な言葉ですが、私は別に生涯現役（生活の糧を得るための仕事として）でなくてもいいと思っています。毎日好きなものや好きな花に囲まれながら、ボランティアや子どもたちの教育に携わりながら、穏やかに生きていくのもいいことなのかもしれません。

経営者という仕事や、団体のリーダーという仕事は、少したくさんの集中力が必要になるので、誰かに譲って、自分自身が好きな現場やカウンセリングだけをやっていくのも楽しいかもしれません。人生のファイナルステージでは、できる仕事とできない仕事があると思っています。できないことや、自分が失ってしまったものばかりに意識を向ければ、老後の生活は悲しくつらいものとなるでしょう。

プロの心理カウンセラー、メンタルトレーナーを目指したときからずっと、**できないことではなく、できることを探し続けてきた人生**のような気がします。カウンセラーやメンタルトレーナーは仕事（お金）にならない。心理カウンセラーの業界団体なんてうまくいかないと言われたことは多々あるけれど、できないことを数えていては、私の活動は何も始まらなかったと思っています。できないことではなく、できるたった一つの方法を見出していく。それこそが、自分自身が生きてきた一つの理念のような気がするのです。

私は、**できないことが増えてきた中でも、何ができるのか、どんなことだったら65歳、**

70歳、80歳、90歳になったときでもできるのか、ということを考え続けたい。そこに自分なりの充実感や、満足感があればいいのではないかなと思います。

私の母はもともと、とても身体が丈夫で健康な人ですが、年を重ねると目も見えなくなるし、耳も聞こえにくくなる、つらいこともたくさんあると、よく口にしています。でも、私は笑いながら思うのです。「私はずっと、病やつらさや自分の体力のなさと一緒に過ごしてきているので、そんなに気にはならないよ」と。

健康で体力に自信のあった人が、急に老いてゆくことに対して感じる不安や恐怖や不快感は、あるのかもしれません。けれど、そういうものを抱えながら過ごしていくことを、今後は覚えていかなければいけないのだと思っています。

だるさ、うつっぽさ、しんどさを抱えたままでも、人生を、できるならば楽しく豊かに過ごしていきたい。そのためにできることを、今日も探しています。

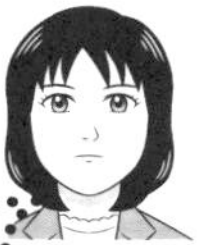

ポイント50

できないことを数えても仕方ない。緩やかに、でも決してあきらめたりせず、できることを自分に課して、全力で行う。

51 終わらない痛みとうつと苦しさの中で

ホルモン療法をしていて一番つらかったのが、気持ちがどうにも上がらないことでした。無理やり更年期障害をつくり出すようなものだからでしょうか。気がつけば、気持ち的なうつになっているということがよくありました。やる気が起きない、ご飯を食べてもおいしくない、太陽の光にあたっても豊かな気がしない。こういう日々はとてもつらいものです。

うつ的な状況になることをどうとらえるかは、人それぞれですが、私の場合は極端に仕事ができないというわけではないんです。しかし、確実に仕事がしんどいなとか、つらいなと思う日々は増えてきました。自分の中の心のバランスを何とか取り戻したくて、いろいろなサプリメントや、漢方も試してみました。

最終的に行き着いたのは、適切に運動をしていくということです。身体を動かしていくことで、血流が上がり、気持ちもリフレッシュさせてくれる、そういった効果があるのではないか

第7章

そして回復への旅は続く

と思っています。ところがホルモン療法の副作用で股関節が痛くなり、前に行っていたジョギングなどがすっかりできなくなりました。マラソン大会に出ることもできなくなりました。前にできていたことができなくなるとき、どうすればいいのかと考えました。運動を義務として、やらねばと思えば思うほど、心はやりたくない、しんどいとそっぽを向きます。だから**「身体を動かして遊んであげる」**ことにしました。私が探したのは、郊外の遠くないところで、ゆったりと乗馬ができるところでした。乗馬はとても腰痛にいいですし、ハードに足を使ったりしないので、今の自分の状況でも気軽にできると思いました。

好きなものは一番のエネルギーになります。

「なぜ病気になるのが私だったのか」「生まれてきてこんなに苦しくても、なお生きることにどんな意味があるのか」という考えが、もし心によぎったら、ちょっと深く深呼吸して、自分の心の中で「自分の好きなもの」や「好きな人たち」に思いを寄せてみてください。

病気からくるさまざまなしんどいことや苦しいことを、私は「神が与えてくれた試練」だとか、「こういったことを頑張ることによって何か精神的にレベル上げができる」とは思っていません。もちろんそんなふうに思うことで頑張れる人もいると思います。

けれど私は、そんなふうに肩に力を入れず、痛みやしんどさのあるときは、自分の心地よいものや好きなものに思いをはせて、ただただその場をしのいでいく。好きなものや心地よいもの、朝、太陽の光を浴びたときに「心地いいな」とか「温かいな」と思う気持ちがあれば、それで十分だと思うのです。

しんどいときは、自分を甘やかして優しくすること。「推《お》し」アーティストやアニメ、好きなキャラクターなど、自分の好きなものに思いをはせるのもいいことです。「推し」を持つことは、自分の「心の免疫力を上げてくれること」につながっているのです。

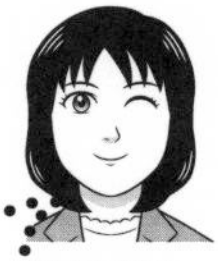

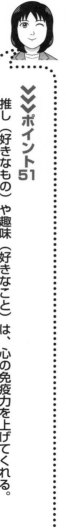

ポイント51

推し（好きなもの）や趣味（好きなこと）は、心の免疫力を上げてくれる。

52 集中力も落ちるので、経験値と知恵でカバーしていく

実際にホルモン療法を続けて3年経った状況は次のとおりです。

①身体は代謝が落ちる。
②運動や食事、何よりもリラックスすることがとても大切。
③体力はなくなり、集中力すらもどんどん下がっていくことがある。

そういう状況で私たちができることは、毎日の時間を丁寧に過ごしていくということだと思うのです。かつてのように夜遅くまで仕事をして、気合と根性で乗りきるということだけをやっていると、体力がもちません。

私たちは徹夜をしたり、ハードな仕事をしたりすることによって、アドレナリンが出て達成感を感じることがよくあります。でも、大切なことは**頑張ることを「ゴール」にするので**

はなく、「頑張った先にある自分自身をどんなふうに見つめていくか」ということです。

気合と根性だけでは続かない。けれど、**今まで頑張ってきたことや、気合や根性を入れてやってきたことは、必ず自分の人生の貯金として何かしら残っている**ものです。それは、経験だったり、助けてくれる仲間だったり、知恵や工夫というものです。その貯金のうえにあぐらをかくのではなく、その貯金を有効に使いながら、仕事や活動をしていきましょう。

社会的な地位を得ることだけが結果ではありません。お金持ちになることだけでもありません。ＳＮＳで、不特定多数の人から「いいね」をもらっているからといって、幸せなわけでもありません。それよりも自分が心から好きな仕事をして、信頼できる人たちと過ごす、充実した時間を大切にしたほうがよかったりするのです。

大切なことは、前と同じボリュームを求めるのではなく、短い時間でも本当にやりたいこと、やるべきことにのみ集中して時間を使う。そのために、**人に助けてもらったり、ヘルプを出すのもいい**ことです。人に迷惑をかけない、などと思ってはいけません。人にたくさん迷惑をかけつつ、その代わり、**他の人の迷惑もちゃんと引き受けられる広い心の器**をもっていれば大丈夫です。

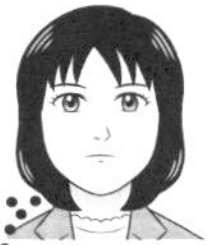

ポイント52

頑張ることで達成感を感じるのではなくて、本当にやるべきことのみをする。

53 一番大切なのは睡眠

２０１９年から２０２１年まで世界中に広がったコロナ禍で、私たちは家にこもることが多くなり、多くの人の心と身体が、病気とまではいかなくても、つらい状態やストレスにさらされています。そのせいで、少しうつ気味になってしまった人も多いと思います。こういったカウンセリングのご相談が一気に増えました。

心を整えていくうえで大切なことは、睡眠の質を見直すことです。

最近ではWebなどで動画を見たりすることが多くなりました。エンターテイメント系の動画やゲームは、神経を興奮させてしまうので、寝る直前などに見ると、睡眠障害などの原因になります。だから、そのようなコンテンツは夜ではなく、朝早く起きて見る習慣をつけるといいと思います。**ゲームや好きなドラマを見るのは、朝起きて仕事や勉強の前にいくらでもやっていい**のです。そして夜は、**日付が変わる前にベッドに入る。スマホをベッドに持ち込まない。**これで睡眠のリズムは整います。

また不定愁訴や病気、体調が悪いときには、特定のサプリメントや民間療法には頼らないことです。何か一つのことをしただけで、急激に免疫力が上がったり、体調がよくなったりするというものはありません。けれど、必ずしもそれらのものに効果がないわけではありません。だから「ダメ元と思いながらやる」ことが大切。過剰な期待はダメです。

効果は人それぞれ。注意していただきたいのは、効果が感じられないときに、がっかりして心が折れてしまわないこと。**とりあえずやってみて、効果のあるものだけを自分の中で残していけばいい**と思うのです。

アロマや東洋医学、リラクゼーションなどは、毎日のルーティンに入れるのもいいと思います。食事や運動、リラクゼーションは、私たちの生きていく力をつなぐ根幹となります。

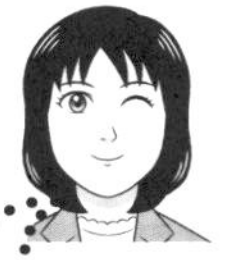

ポイント53
全力で「生きる」を整えていけば、前より心豊かに生きられるよ。

54 そして全力で遊ぶ

ホルモン療法が進むに従って、副作用で関節が痛くなりました。運動したくても股関節の痛みが取れずに、前にやっていたジョギングなどもできなくなりました。そこで私は、とにかく楽しく外遊びをすることに意識を向けました。たまたま乗馬をしていたところで、スポーツ流鏑馬《やぶさめ》というものを教えていると聞きました。スポーツ流鏑馬は馬に乗って弓を射るというスポーツ。流鏑馬は神社などでの奉納行事に使われているものです。通常、女性は参加できませんが、最近ではスポーツ流鏑馬という名で、多くの女性がさまざまな流派で点数を競ったり、スピードを競ったりして楽しんでいます。

新幹線で品川から30分、小田原の近くで毎週1回、海を見下ろしながら楽しく行える素敵な牧場で、大好きな乗馬をしながら馬上から弓を射ます。小田原城で催される大会に出ることを目標に、ゆっくりと上手になっているようです。帰りには熱海や小田原で日帰りの温泉を堪能し、ゆったりと身体を温めて帰ります。朝早く乗馬に行き、夕方には東京まで帰って来られます。週に1回の、私の素敵な趣味とレクリエーションができました。

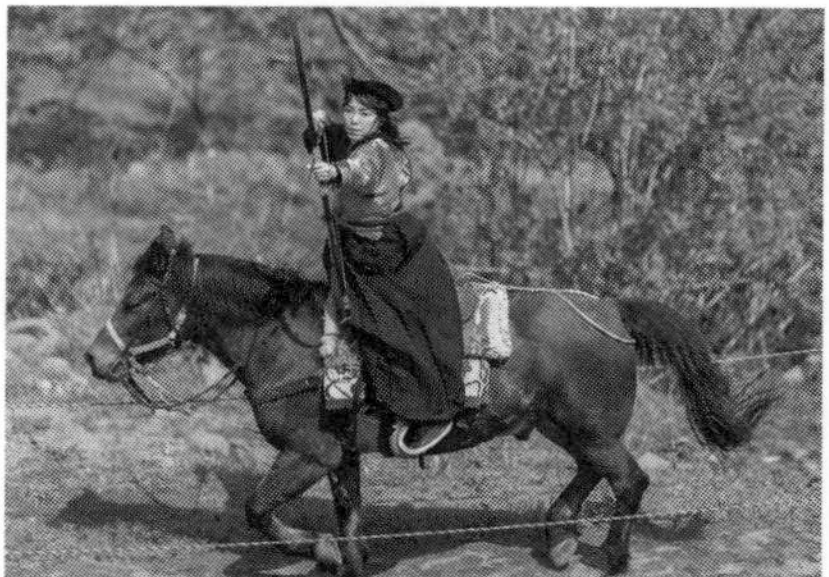

温泉はとても効果があって、関節の痛みや身体のむくみが少し楽になるようです。若い頃は「温泉なんてお風呂に入るだけで何が楽しいの?」なんて思っていましたが、代謝の落ちる40代以降は、温泉で身体の芯からポカポカと温まることによって、とても効果が感じられます。

スポーツ流鏑馬を週1回始めていくと、今度はどうしても弓矢の上達を目指したくなり、弓道場で弓道の個人レッスンを受けることにしました。弓道は体力がなくても、男女のような体格差があっても、練習さえすればしっかりと上達できる素敵なものです。しかも、呼吸とか力の抜き方というような、私がやっているメンタルトレーニングとも直結しているところがあって、毎週楽しく、弓道のレッスンを受けています。

朝起きると、副作用でどうしても指がむくんで、曲がりにくくてつらいので、指のリハビリに何か楽しいことはできないかと考えていました。私は子どもの頃ピアノを習いたくて習えなかったという経緯があるので、近所のピアノ教室に通うようになりました。まったくの初心者ですが、先生にいろいろ教わって日本の楽しい童謡などを弾き、1か月に1曲ずつ仕上げていきます。

3月には「春が来た」、4月は「さくらさくら」、5月は「こいのぼり」「みかんの花咲く丘」、そして6月は「かたつむり」、7月は「茶摘み」「たなばたさま」。このように、自分の中で譜面を見ながら一曲一曲、子どもの頃の懐かしい曲を弾いていくのも、とても楽しいことです。

来年になったら大好きなアーティストの曲を弾いてみたり、もっと難しいことができたりすると楽しいなと思います。朝起きて30分、夜寝る前に30分、頭の切り替えにもなりますし、ゆったりとした心地よい時間。音楽ってやっぱり素敵だなと思います。

そして有酸素運動も増やそうと思い、10年ぶりにテニスを再開することにしました。毎週月曜日の朝は、朝7時に起きてテニスコートに行っています。1時間あまりの練習で、まだ走り回ったりはできませんが、楽しく遊んで10時には終わるので、そこから仕事をするのだって十分なのです。

さらに、以前メンタルトレーニングを担当していたシュートボクシングのジムに通うことにしました。渋谷のジムで週に1～2回はシュートボクシングのミット打ちをやらせていただきます。シュートボクシングは全身運動ですし、肩を回したり、足を使ったり、いろいろなことができるので、とてもよいリハビリ効果が出ています。

それ以外にも、時間があればホテルの室内プールに行ったり、またアニメの「ハイキュー!」に触発されたスタッフたちと、バレーボールのトス練習を始めたり。どんなことでもいいので、1日最低でも1時間から2時間は身体を動かして遊んでいこうと決めています。

そうすることで、滞って停滞している代謝が上がり、急激に固くなる関節やどんどんと落ちていく筋肉が、しっかりとキープできています。毎日の不定愁訴や身体のつらいところは、数えあげればきりがないぐらい襲いかかってきます。だからこそ毎日運動して遊ぶ、そしておいしいものを適切に少量食べる。そして、朝起きたら太陽の光を浴びて、ベランダで大きく深呼吸します。朝ごはんをしっかりと食べ、夜寝る前は自分の身体を優しくマッサージしながらストレッチをし、ぐっすりと寝ます。

このように、自分の身体を丁寧に大切に慈しんで過ごしていく。これが日々の日課。**健康でいるのが一番の仕事**だから。これに勝る重要な仕事はありません。小さな遊びの目標でも構わないので、**自分で小さな目標を持って楽しむ。その達成感が私たちの心を強くしてくれるのです。**毎日必ず身体を動かす時間をつくる。運動しなきゃ!!ではなく、日々楽しく遊ぶのが一番の仕事（健康でいること）と割りきります。

ちなみに、私の1週間の「遊び」は、次のとおりです。

月／早朝　テニス　　火／朝　ピアノ　　水／夜　シュートボクシング

木／小田原流鏑馬、温泉　　金／朝　弓道、バレーボール

土／朝　シュートボクシング　　日／パーソナルジム

これでも、週に４コマ講座を担当し、しっかりお仕事もできています。

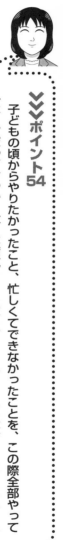

ポイント54

子どもの頃からやりたかったこと、忙しくてできなかったことを、この際全部やってみよう。だってせっかく大きな病気をしたのだから、そのくらいの喜びはあっていいよね。

55 「ただの私」として豊かに毎日を過ごしていこう

病気になる、老いを感じると、今まで突っ張っていたものや、取り繕っていた体裁だけのものがはがれ落ち、あるがままの自分の身体と心だけが残ります。

肩書きや着飾ったものではなく、自分が何が好きで、どんなふうに生きていきたいかという、「核」になるものを見つけた人は強いと思います。「ただの私」、それで毎日、自分に優しく丁寧に笑顔で生きていられる。それこそが、**私たちが病や老いから学んでいける本当の自分自身の、最後の到達点**なのかもしれません。

最後に、自分を毎日幸せにしてくれる、とっておきの簡単な方法をお伝えします。

毎日自分のいいところを5つ書き出す「OK日記」をつくりましょう。自分や、飼っているペットや家族に対して、「あなたのことが大好き」「とても素敵」というプラスのストロークを送りましょう。そうすることで、私たちは日々、自分自身を見失わずに過ごしていくことができます。自分にも自分のそばにいる人や生き物にも、いつも「大好き」と、心で投げかけて毎日を過ごす。

がんになって思ったことは、生きていくうえで大切なことはとってもシンプル。自分らしく、無理せず、できることは全力で。好きなことを好きな仲間と、自分のペースでできる幸せ。せっかくがんになったので、いろいろな気づきも大事にしながら一日一日を大切にして、命つきるその瞬間まで生ききる。

まだまだ悟りもしないし、痛みやしんどさにグチグチ言うけれど、そんな自分をぎゅっとハグして、生きる。

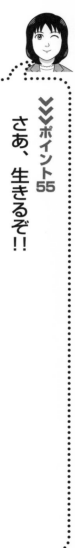

ポイント55

さあ、生きるぞ!!

第7章

まとめ

レベル

元気レベル

体力

6

メンタル

8

痛みレベル

2

コマンド

「ただのわたし」を
ぴかぴかに
みがく

アイテム

やりたいこと
ぜんぶ
やりきる

すけっと

やぶさめ

メッセージ

まいにちを
あそぶように
たのしんで
いきる

おわりに

本書を最後までお読みいただき、どうもありがとうございました。

最終章の扉の絵に象徴されるように、がんとともに生きる私の旅は、まだ続きます。しかし、仕事も遊びも思いっきり楽しみ、がんになったからこその気づきを、より豊かな日々を送るための糧として生きていきたいと思っています。

そんな私を支えてくれている「すけっと」、セルフメンタルケアは、闘病生活のさまざまなところで、本当によい働きをしてくれました。ご興味のあるものから、少しずつ取り入れていただけましたら幸いです。病を抱えている方、精神的にしんどい思いをされている方が一息つける、新たな人生の舞台《ステージ》に進むためのエネルギーチャージの手段にしてもらえたら、と願っています。

仕事柄、毎日さまざまな出会いがあります。なかでも、お目にかかって以来、公私ともにおつき合いいただいているお医者様がいます。地域医療の会で知り合った、金谷潤子先生です。

おわりに

金谷先生は、札幌で在宅医療に携わっていらっしゃいます。地方の在宅医療となると高齢者も多く、「看取り」に立ち合われることも、少なからずあります。ご自身の信じる道を歩まれながら、「治すための医療」だけでない、「送るための医療」にも向き合われている先生のメッセージには、死をこえて、「生きる」ことへの深い思いがギュッと込められています。
最後に、先生の言葉をご紹介して、私から本書を読んでくださったあなたへのメッセージに代えたいと思います。

浮世満理子

毎日、何のために生きていますか？
自分が死ぬときに、自分の人生を説明するとしたら
どのように語りますか？
私は今年57歳になります
けれども大切なことに気がついたのは
ごく最近のことです。

私はあと何年生きるでしょう
何年生きたとしても、私にとって大切なことは
変わりません
だから、今は死が怖くないし
不安ではありません
知ってますか?
死ぬときにお金も物も必要ありません
あの世になんにも持っていけません
知らないふりして、気がつかないふりして
生きていますか?
あの世に持ち越されるのは「魂」だけです
だから、魂を磨きましょう
魂は感謝するほどに輝きを増します
毎日どれだけ感謝できるかを
試されている人生です

おわりに

小さな幸せを感じ取り
それをほかに伝えて差し上げましょう
無駄と思われても、報われない日々が続いても
醜くて、情けないことが降りかかっても　涙が止まらなくても
泣きながらでも魂を磨いて
その昔は、お経を唱えたり
修行に明け暮れることだったかもしれません。
戦いや　争いや　貧困や　苦しみや
そんな理不尽が溢れる中でも
人は魂を磨くために　心清くなるために
いつの世も
戸惑い　迷い　悩み
祈ってきたのかもしれません
でも、難しくない
感謝しましょう

どんな世でも　どんな日にも
ありがとう、一日
ありがとう、美しい音楽
ありがとう、温かいお茶
ありがとう、可憐な花
ありがとう、添えられた優しい手
ありがとう、すれ違った誰か
ありがとう、明日出会うあなた

「金谷潤子ブログ」２０２１年６月22日「今日もありがとう」より

◆謝辞

この本の執筆にあたり、そして私が命をつなげたことに、心より感謝申し上げます。

一龍斎春水先生　米田功さん　高溝恵子　浮世明
遠藤彰弘さん　尾下恵　浮世典孝
南雲先生　遠藤保仁さん　織田貴子　浮世博子
小林ちえさん　尾田千加子　浮世唯斗
濱口先生　イシイジロウさん　加藤木真理子　浮世拓夢
三宅陽一郎さん　田中誠忠　浮世頼子
金谷潤子先生　大森俊之さん　本田江里子　ザドルバック牧場
金谷憲明先生　トニー海渡さん　山城義也　釜石市のみなさま
宮里先生　眞榮平章子さん　何祖仁　ＮＹのカウンセラーのみなさま
杉村先生　西村元文
高橋先生　舘野茂男
永森先生

（敬称略）

浮世満理子（うきよ　まりこ）
全心連公認上級プロフェッショナル心理カウンセラー。日本メンタルトレーナー協会公認メンタルトレーナー。株式会社アイディアヒューマンサポートサービス代表取締役。一般社団法人全国心理業連合会代表理事。一般社団法人日本メンタルトレーナー協会理事。一般財団法人全国ＳＮＳカウンセリング協議会常務理事。カリフォルニア、エサレン心理研究所にて心理学を学び、ニューヨークで心理カウンセラー、セラピスト、ドクターなど幅広いネットワークを持つ。帰国後、株式会社アイディアヒューマンサポートサービスを設立。オリンピックの選手をはじめとするアスリートのメンタルトレーニングのほか、経営者や芸能人など多くのメンタルケアを行う。その一方、2011年東日本大震災では被災者のメンタルケア活動を行うなど、災害ボランティアも積極的に行う。テレビ、ラジオ等メディア出演多数。著書に『ＳＮＳカウンセリングの実務　導入から支援・運用まで』（日本能率協会マネジメントセンター）ほか多数。

アイディアヒューマンサポートサービス HP
https://www.idear.co.jp/

協力：株式会社アイディアヒューマンサポートサービス

本当にしんどいときに読む
メンタルの整え方
心理カウンセラーががんになりました！

2021年9月20日　初版第1刷発行

著　者　　浮世満理子
発行者　　東口敏郎
発行所　　株式会社 BAB ジャパン
〒151-0073 東京都渋谷区笹塚 1-30-11　4・5F
TEL　03-3469-0135　　FAX　03-3469-0162
URL　http://www.bab.co.jp/
E-mail　shop@bab.co.jp
郵便振替　00140-7-116767
印刷・製本　中央精版印刷株式会社

ISBN978-4-8142-0404-5　C2077

イラスト　ふじわら（カバー、P1、17、45、71、105、123, 163, 179）
湯沢としひと（ポイントのアイコン）
デザイン　石井香里

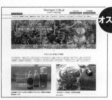

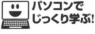

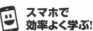

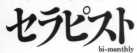